《国医绝学百日通》

按摩刮痧拔罐治三高

李玉波 翟志光 袁香桃 ◎ 主编

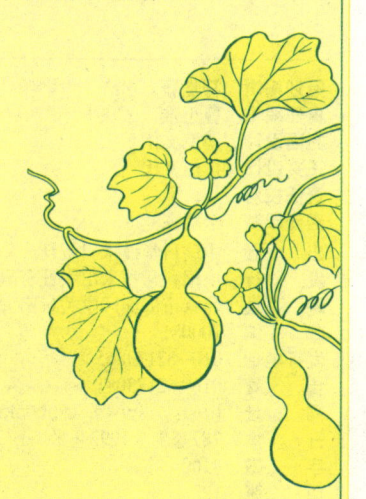

中国科学技术出版社
·北京·

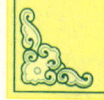

图书在版编目（CIP）数据

按摩刮痧拔罐治三高 / 李玉波, 翟志光, 袁香桃主编. -- 北京：中国科学技术出版社, 2025.2
（国医绝学百日通）
ISBN 978-7-5236-0766-4

Ⅰ.①按… Ⅱ.①李…②翟…③袁… Ⅲ.①高血压—外治法②高血脂病—外治法③高血糖病—外治法 Ⅳ.①R244

中国国家版本馆CIP数据核字(2024)第098650号

策划编辑	符晓静　李洁　卢紫晔
责任编辑	曹小雅　王晓平
封面设计	博悦文化
正文设计	博悦文化
责任校对	焦　宁
责任印制	李晓霖
出　　版	中国科学技术出版社
发　　行	中国科学技术出版社有限公司
地　　址	北京市海淀区中关村南大街 16 号
邮　　编	100081
发行电话	010-62173865
传　　真	010-62173081
网　　址	http://www.cspbooks.com.cn
开　　本	787毫米×1092毫米　1/32
字　　数	4100千字
印　　张	123
版　　次	2025 年 2 月第 1 版
印　　次	2025 年 2 月第 1 次印刷
印　　刷	小森印刷（天津）有限公司
书　　号	ISBN 978-7-5236-0766-4
定　　价	615.00元（全41册）

（凡购买本社图书，如有缺页、倒页、脱页者，本社销售中心负责调换）

目录

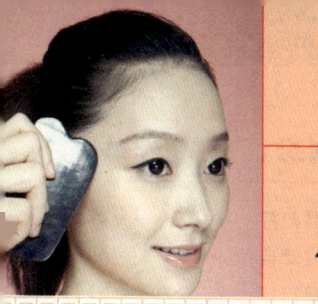

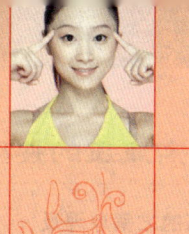

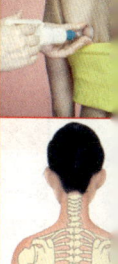

第一章　按摩、刮痧、拔罐的常见手法及注意事项

第一节　按摩的常规手法……2
点法……2
抖法……3
推法……4
揉法……5
摇法……6
擦法……7
按法……8
第二节　刮痧的操作方法……9
刮痧法……9
挑痧法……10
揪痧法……10
拍痧法……11
挤痧法……11
第三节　拔罐的操作方法……12
火罐法……12
抽气罐法……12
水罐法……13
走罐法……14
第四节　按摩的注意事项与禁忌……15
第五节　刮痧的注意事项与禁忌……17
第六节　拔罐的注意事项与禁忌……19

第二章　高血糖的按摩、刮痧、拔罐疗法

第一节　糖尿病的发病原理及预防……21
第二节　按摩……23
身体按摩自疗……23
手部按摩自疗……25
足部按摩自疗……27
头面部按摩自疗……29
耳部按摩自疗……31
第三节　刮痧……33
第四节　拔罐……35

第三章　高血压的按摩、刮痧、拔罐疗法

第一节　高血压的发病原理及预防 …… 40
第二节　按摩 …… 42
身体按摩自疗 …… 42
手部按摩自疗 …… 45
足部按摩自疗 …… 47
头面部按摩自疗 …… 49
耳部按摩自疗 …… 51
第三节　刮痧 …… 53
第四节　拔罐 …… 55

第四章　高血脂的按摩、刮痧、拔罐疗法

第一节　高血脂的发病原理及预防 …… 58
第二节　按摩 …… 60
身体按摩自疗 …… 60
手部按摩自疗 …… 63
足部按摩自疗 …… 65
头面部按摩自疗 …… 68
耳部按摩自疗 …… 69
第三节　刮痧 …… 71
第四节　拔罐 …… 73

第五章　专家推荐的其他辅助疗法

第一节　高血糖的其他辅助疗法 …… 76
饮食妙方 …… 76
起居注意 …… 77
休闲疗法 …… 79
第二节　高血压的其他辅助疗法 …… 81
饮食妙方 …… 81
起居注意 …… 83
休闲疗法 …… 85
第三节　高血脂的其他辅助疗法 …… 87
饮食妙方 …… 87
起居注意 …… 89
休闲疗法 …… 91

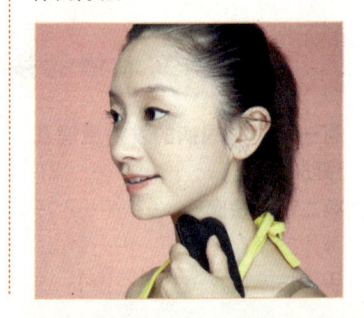

第一章 按摩、刮痧、拔罐的常见手法及注意事项

如今,按摩、刮痧、拔罐已经被广泛应用于各种疾病的治疗及保健领域,且因其效果显著而受到了人们的普遍肯定与赞赏。但是,按摩、刮痧、拔罐的操作方法很有讲究,在实际操作过程中要根据患者的病情、体质、需求来酌情选择。

第一节 按摩的常规手法

点法

【方法释义及操作步骤】

以屈曲的指间关节突起部分为着力点,按压于某一治疗点上,称为点法。临床上常分为拇指端点法、屈拇指点法和屈食指点法三种手法。拇指端点法是手握空拳,拇指伸直,以拇指端为着力点压于治疗部位(图①);屈拇指点法是以手握拳,拇指屈曲抵住食指中节的桡侧面,以拇指指间关节桡侧为着力点压于治疗部位(图②);以食指点法是以手握拳并突出食指,以食指近节指间关节为着力点压于治疗部位。

【主要功效】

开通闭塞、活血止痛、调整脏腑等。

【医师提醒】

◎用力要集中,且刺激性要强。

◎常用于治疗脘腹挛痛、腰腿疼痛等病症。

◎适用于全身各部位,尤其是四肢远端小关节的压痛点。

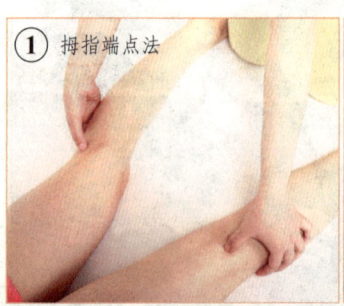

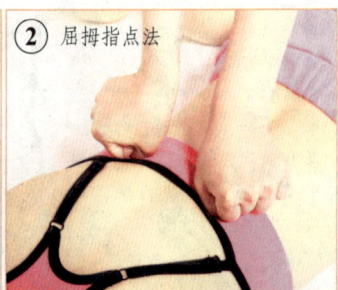

① 拇指端点法

② 屈拇指点法

抖法

【方法释义及操作步骤】

用单手或双手握住肢体远端，如腕、踝等，做连续上下或左右的小幅度摆动称为抖法。临床上常用于手腕、上肢、下肢和腰部，其力量作用于肌肉、关节及韧带。操作时握住患者肢体的远端，在牵拉的同时用柔劲做上下或左右的抖动，使肢体随着抖动的力量做波浪状起伏（图①、图②）。

【主要功效】

舒展筋骨、滑利关节、消除疲劳、增强人体机能、调整和恢复解剖位置的异常等。

【医师提醒】

◎本法属于被动运动按摩，多用于缓解上肢疾病，也可用于治疗腰椎间盘突出症。

◎按摩者操作时，腰部要稍稍向前弯曲，患者上肢或下肢放松，并将肢体向外伸展。

◎抖动速度大约10秒一次，反复6～7次为宜。

◎按摩时，一定要注意按摩部位与按摩手法、患者的个体差异、按摩力度之间的关系。比如，按摩腰臀部时力度可大些，为青壮年按摩力度可大些，为老年人、儿童按摩力度要小些。

◎脊髓型颈椎病是绝对禁止用抖法的，椎动脉型颈椎病应由有经验的医师按摩；患中央型腰椎间盘突出症者也不能用此法。

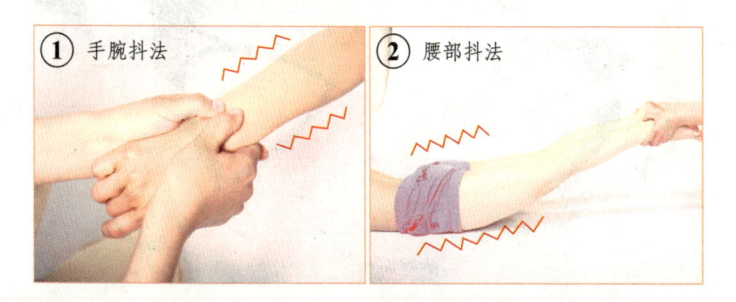

① 手腕抖法

② 腰部抖法

推法

【方法释义及操作步骤】

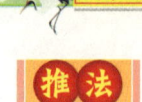

以手指指腹、手掌或拳面着力于人体一定部位或穴位上,用力向一定方向推动。临床上常分为分推法、平推法、直推法、旋推法、一指禅推法等。其中,分推法又分为拇指分推法(图①)、掌分推法和肘分推法,平推法又分为拇指平推法、掌平推法、肘平推法。用拇指指腹着力,按经络循行或肌纤维平行方向推进,称为拇指平推法(图②);用手掌掌面平贴于皮肤上,以掌根为重点,向一定方向推进,或双手掌重叠向一定方向推进,称为掌平推法;屈肘后用肘关节鹰嘴突着力向一定方向推进,称为肘平推法。

【主要功效】

疏通经络、行气消淤、放松皮肤、调节神经等。

【医师提醒】

◎用推法促进血液循环时,要遵循的用力方向为:肢体末梢→心脏;缓解疼痛时,要遵循的用力方向为:心脏→肢体末梢。

◎平推、直推、旋推以及分推法用力要稳,速度要缓慢而均匀。

◎一指禅推法用力要轻,节奏要快,每分钟约200次。

◎拇指平推法常用于肩背、胸腹、腰臀及四肢部;掌平推法常用于腰背等面积较大的部位;肘平推法力量较强,适用于肌肉较发达的臀部及腰背脊柱两侧的膀胱经等部位。

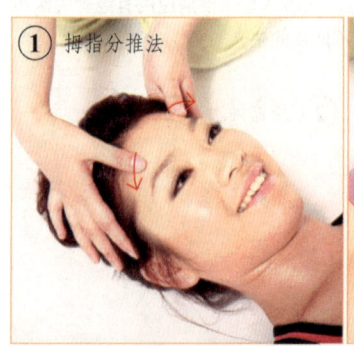

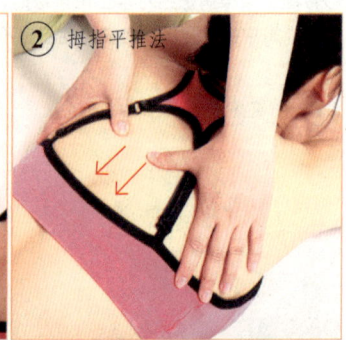

① 拇指分推法

② 拇指平推法

揉法

【方法释义及操作步骤】

以手指指腹、手掌鱼际部或手掌掌面吸附于身体体表部位或穴位上，进行轻柔缓和的回旋揉动。临床上常分为指揉法、鱼际揉法和掌揉法三种手法。用手指指腹或指端轻按在某一穴位或部位上，轻柔且小幅度地回旋揉动，称为指揉法；用手掌的大鱼际部分吸附于一定的穴位或部位上，轻柔地回旋揉动，称为鱼际揉法（图①）；用掌根部着力，手腕放松，以腕关节连同前臂做小幅度的回旋揉动，称为掌揉法（图②）。

【主要功效】

宽胸理气、消积导滞、活血化淤、疏通经络、消肿止痛、缓解疲劳等。

【医师提醒】

◎操作揉法时，按摩者腕关节要放松，不要一直用一个固定的姿势，因为若按摩时间过长，会使按摩者容易感到疲劳，按摩效果不佳。
◎按摩时，一定要不停地进行揉动，不可按而不动，而且揉动时要带动局部组织。
◎揉法要轻快柔和，柔中有刚，速度以每分钟100～150次为宜。
◎按摩者手法要轻重合适，并随时观察患者的表情，使患者有舒适感。开始按摩时，手法一定要轻，然后可逐渐加大力度，以患者所能承受为宜。
◎疑似或已经明确诊断患有骨关节或软组织肿瘤的患者，不可进行按摩。
◎有精神疾病不能和医生合作的患者不可进行按摩。

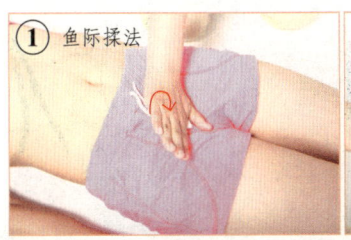

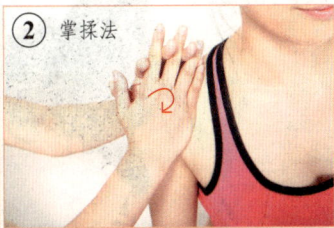

① 鱼际揉法

② 掌揉法

摇法

【方法释义及操作步骤】

以关节为轴心，双轴和多轴关节都可进行，摇动肢体并使之做顺势回旋运动，如腕关节摇动、肩关节摇动等。临床上习惯将缓慢地摇动称为运法，将大幅度地转摇称为盘法。颈部摇法：可让患者取坐位，颈部放松，按摩者站在侧后方，一手扶住患者后枕部，另一手托住其下颌，做缓慢的环旋摇动。腰部摇法：患者站立，弯腰扶住床边，按摩者站在侧后方，一手扶住其腹部，另一手扶住其腰部，两手相对用力，环旋摇动腰部。肩部摇法：以右肩为例，按摩者站在患者右后方，左手扶按患者的右肩，右手握住患者的右腕部，环旋摇动肩关节；也可用右手托住被按摩者右肘，环旋摇动其肩关节。膝部摇法：患者仰卧，按摩者站在其身侧，一手扶膝，一手托踝，环旋摇动膝关节；也可俯卧，按摩者一手扶住其大腿下段的后侧，另一手扶足跟部，环旋摇动膝关节。踝部摇法：患者仰卧，按摩者一手托其足跟部，另一手握其前足部，环旋摇动踝关节（图①、图②）。

【主要功效】

松解粘连、滑利关节、增加肢体活动能力等。

【医师提醒】

◎本法属于被动运动按摩，按摩者在操作时要将患者的体位安置舒适。

◎要注意被运动关节的正常生理活动范围。

◎摇法操作时，动作速度要适中，缓和稳妥，幅度可由小渐大。

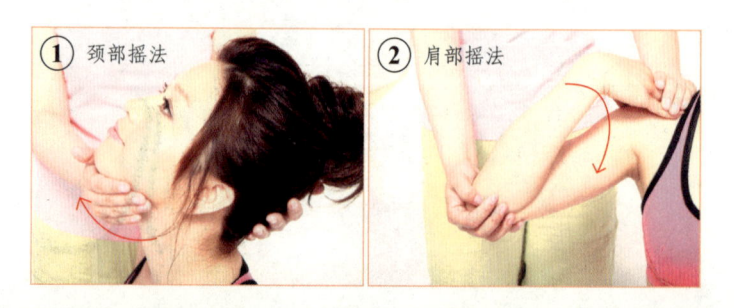

① 颈部摇法

② 肩部摇法

擦法

【方法释义及操作步骤】

用手指或手掌在皮肤上来回摩擦。临床上常分为手指擦法、鱼际擦法和掌擦法三种手法。用拇指、食指、无名指和小指的指腹面来回摩擦肌肤,称为手指擦法;用手掌的小鱼际或大鱼际来回摩擦肌肤,称为鱼际擦法;用手掌来回摩擦肌肤,称为掌擦法(图①、图②、图③、图④)。

【主要功效】

祛除寒邪、益气养血、活血通络、加快血液循环、消肿止痛、祛风除湿、温经散寒等。

【医师提醒】

◎按摩者操作擦法时,呼吸要调匀,不可屏气操作,用力要均匀而柔和,以不使患者的皮肤起皱褶为宜。

◎操作擦法前可根据需要选用一定的按摩介质,以至皮肤发红有温热感为宜,但注意不要擦破皮肤。

◎在进行擦法按摩时往返距离要长,动作要连续不断,不宜停顿。

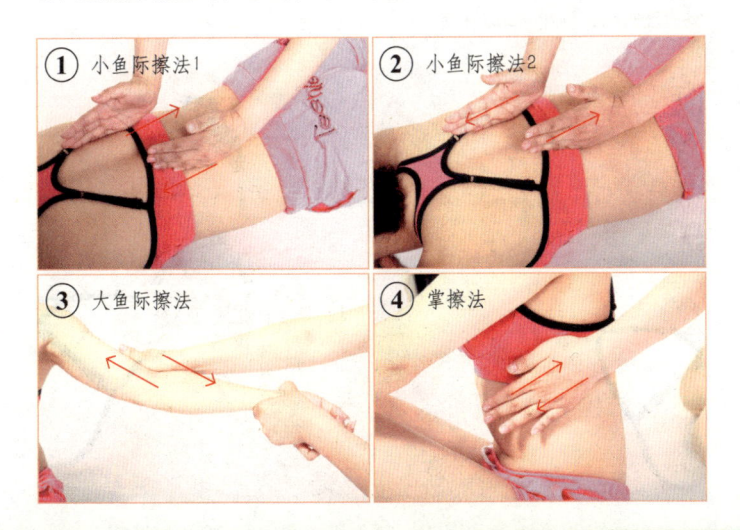

① 小鱼际擦法1
② 小鱼际擦法2
③ 大鱼际擦法
④ 掌擦法

按法

【方法释义及操作步骤】

用手指指腹或手掌掌面着力于治疗部位或穴位上,逐渐用力下按,按而留之。临床上常分为指腹按、屈指按、屈肘按、双掌重叠按。

指腹按是用手指指腹下按,如果施力不足,可用双手拇指重叠下按;屈指按是用屈曲的指间关节突起部按下;屈肘按是按摩者屈臂,用肘关节鹰嘴突起下按;双掌重叠按,通常是指按摩者腕背屈,左手手掌放于右手手背上,双手重叠下按(图①、图②、图③、图④)。

【主要功效】

疏松肌筋、消除肌肉紧张、调和气血、缓解神经性疼痛等。

【医师提醒】

◎操作按法时,要在患者呼气时逐渐加大力度,在患者吸气时缓慢减轻力度。

◎按法用力大小应根据患者的体质、按摩部位、病情加以综合考虑。

◎用指腹按压时,用力要轻柔;用掌心、肘尖按压时,用力要大。

◎速度以每分钟10~20次不等。

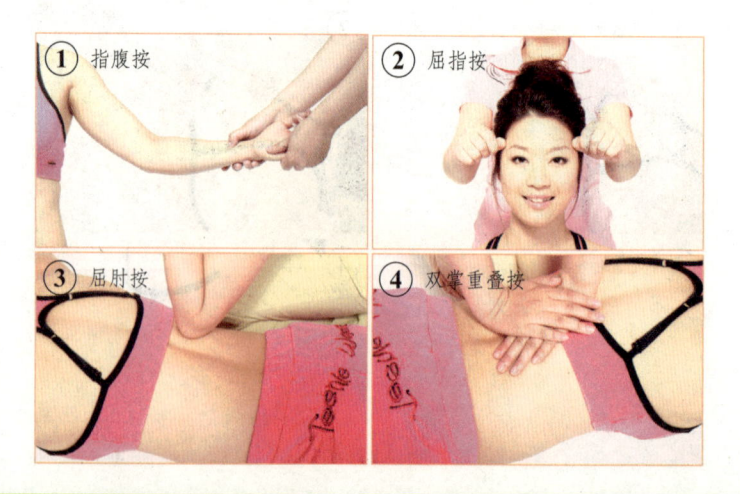

① 指腹按
② 屈指按
③ 屈肘按
④ 双掌重叠按

第二节 刮痧的操作方法

刮痧以传统中医理论为基础，采用牛角、玉石、钱币等器具，并辅以刮痧油在人体皮肤的相关部位进行刮拭，目的是为了扶正祛邪、防病治病。

刮痧法

【方法释义】

概括来说，刮痧方法分为两大类，即持具操作和徒手操作。其中，持具操作包括刮痧法、拍痧法等，徒手操作包括揪痧法、拍痧法、挤痧法等。如果再分细一些，刮痧法中的持具操作又可分为直接刮法和间接刮法。直接刮法是用牛角等刮具直接在患者的穴位及经络部位反复进行刮拭。间接刮法是先在刮拭的部位放置一定介质，然后再用刮痧器具刮拭。

【操作步骤】

1.让患者取坐位或俯卧位，施术者先拿热毛巾轻轻擦洗患者需要刮拭处，然后再在所刮部位涂抹刮痧油，并且保证均匀、适量。最后，用器具在有效部位刮拭，以刮出出血点为佳（图①）。

2.在需要刮拭的部位放置一层薄布，然后用刮痧器具朝一个方向进行刮拭，以出现出血点为宜（图②）。

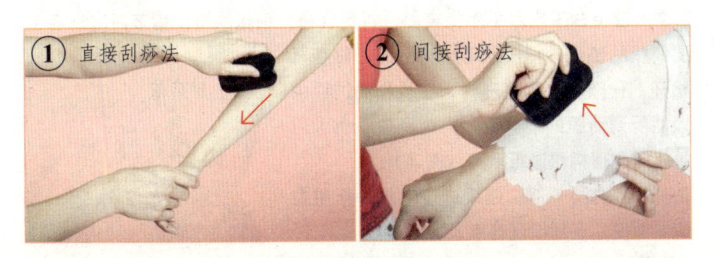

① 直接刮痧法

② 间接刮痧法

挑痧法

【方法释义】

挑痧法又被称作挑痧疗法,是指施术者通过用针挑患者皮肤的特定部位以起到治疗暗痧、宿痧、郁痧、闷痧等的作用,从而达到治疗及保健的目的。这也是挑具刮痧法的一种。

【操作步骤】

1.先用酒精棉棒对患者的刮拭部位进行消毒处理,以保证在下一步进行针刺时患者皮肤不受感染。

2.刮痧者用左手将要挑痧部位的皮肉捏起来,右手拿三棱针对准挑痧部位,将针横向刺入皮肤,挑破约2～3毫米后,再深入皮下,挑断皮下白色纤维组织或青筋,直到将有白色纤维组织的地方挑尽。如果有青筋,就要挑3下,同时,再用双手挤出淤血。

3.完成后,必须用碘伏为患者皮肤破损部位消毒,再轻轻为其包上无菌纱布,并用医用胶带将其固定好。

揪痧法

【方法释义】

揪痧法又叫挟痧法,是指施术者不用借助任何刮痧器具,直接用手揪患处,以达到治疗效果的一种刮痧方法。

【操作步骤】

1.先在患者所需刮拭的部位涂抹刮痧油。

2.施术者将右手或左手手指弯曲,再用食指、拇指的第二指节对准患者需要刮拭的部位,把皮肤与肌肉揪起,然后再松开,一揪一放反复进行,在操作的过程中以能听到清脆的"叭叭"声为有效。也可用拇指和食指指腹进行揪痧(图③)。

3.在患者的同一部位连续进行操作,所用力道要适度,直到出现痧点。

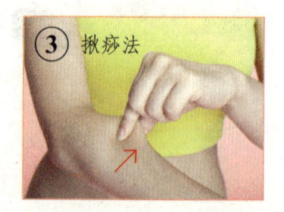

③ 揪痧法

拍痧法

【方法释义】

拍痧法是指用虚掌拍打或用刮痧板拍打患者皮肤部位,这种疗法对经络淤堵等病症有立竿见影的效果。不过,动脉粥样硬化患者、体质较弱的老年人和儿童最好不要选用拍痧法进行治疗。

【操作步骤】

1. 施术者在操作前,应首先将自己的手用香皂清洁或用医用酒精消毒,并检查自己的指甲是否过长,以免划伤患者皮肤。若使用刮痧板等进行拍打,则需检查刮痧板是否消过毒。

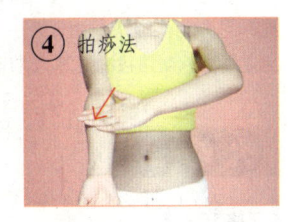

2. 施术者将四指并拢,在患者需要刮痧的穴位或病点处进行拍击,需连续地、一下接一下地进行拍击。如果需要用拍痧工具进行操作,则需要事先准备好并将其擦拭干净。拍痧一般用在关节处或痧毒较深的地方,如胳膊肘、膝盖等部位(图④)。

3. 以适宜的力度反复拍击,直至手指感到疼痛、出现痧点。

④ 拍痧法

挤痧法

【方法释义】

挤痧法是指施术者用手指用力挤压需要刮痧的部位,从而起到治疗疾病、保健身体的作用。不过,在为糖尿病、高血压等患者进行挤痧时,须配合中西药物治疗。尤其是糖尿病患者抵抗力较差,挤痧时应严格对其挤痧部位进行消毒,防止感染。

【操作步骤】

施术者用两手食、拇指或单手食、拇指在患者的治疗部位用力挤压,至连续挤出一块块或一小排紫红痧斑为止。挤痧法与挑痧法配合使用效果更佳(图⑤)。

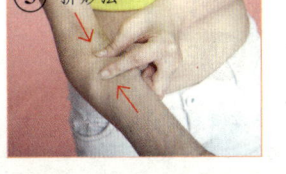

⑤ 挤痧法

第三节 拔罐的操作方法

拔罐是一种物理疗法，其方法多种多样。按照排除罐内空气方式的不同，可分为火罐法、抽气罐法、水罐法等；按照拔罐方式的不同，可以分为走罐法、刺络拔罐法等。治疗时，可以根据患者的病情选择合适的方法。

火罐法

【方法释义】

火罐法是人们经常用到的一种拔罐法，其原理很简单，就是用点火燃烧的方法排除罐内空气，形成负压，以吸附于患者的皮肤表面。

【操作步骤】

1. **投火法**。用镊子夹住酒精棉球，点燃后扔到罐内，迅速将罐扣在应拔部位；也可以将柔软的纸略微折叠或卷成纸卷，点燃后不等纸片烧完就立即将罐扣在应拔部位。
2. **贴棉法**。先将小块脱脂棉片四周拉薄略吸酒精，贴于罐内中间靠上的地方，再将其点燃后，立刻将罐具扣在应拔部位。需要注意的是，脱脂棉片不能太厚，否则会吸入大量的酒精，导致棉片脱落、酒精流溢而烫伤患者。
3. **滴酒法**。把罐口朝上，在罐内底部滴几滴酒精，接下来把罐具横着放置，再旋转几周，这样可以让酒精均匀地附着在罐壁上。不过，千万不要让酒精沾到罐口处，否则会烫伤患者。

抽气罐法

【方法释义】

抽气罐法的原理是借助外力将罐内的空气抽出去，使罐内形成负压，从而将罐吸在患者的皮肤表面。这种方法最大的好处就是操作简单，且不会烫伤患者。不仅如此，用作抽气拔罐的罐具也随处可见，如去底的青霉素瓶子等。不过，也可以购买专用的抽气罐具（图①）。

【操作步骤】

1. **注射器排气法**。将去底的青霉素瓶底口紧紧扣在应拔部位，用注射器从瓶口橡皮塞处刺入，抽出瓶内空气，使瓶内形成负压，将其牢牢吸在应拔部位。

2. **空气唧筒排气法**。把空气唧筒连接在罐具上（多用玻璃或有机玻璃罐具），排气方法与方式1基本相同（图②）。

3. **橡皮球排气法**。用一手将橡皮球口部紧压在应拔部位，用另一只手不断挤压排气球，达到所需负压时停止挤压。橡皮球尾部若安装有开关旋钮时，排气前要打开旋钮，达到所需负压时再关闭旋钮。组合式罐具在排气时可以用一只手进行操作，达到所需负压时停止挤压并关闭气门。

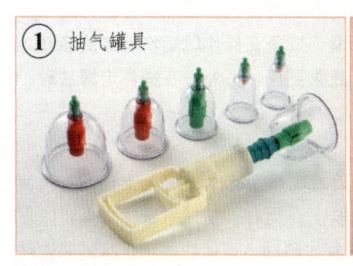

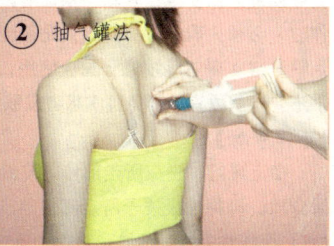

① 抽气罐具

② 抽气罐法

水罐法

【方法释义】

水罐法是利用热水使罐内温度升高形成负压，从而使罐附在皮肤上的拔罐方法。根据用水的方式不同，可以分为贮水罐、水煮罐和水蒸气罐。贮水罐可采用火罐罐具或抽气罐罐具，水煮或水蒸气罐宜用竹制罐。

【操作步骤】

1. **水煮法**。将竹罐放在沸水中煮1～3分钟，然后用消毒筷子或镊子将竹罐罐口朝下夹出来，口向下甩水，然后迅速投入另一手持的毛巾中把水吸干，立即扣在需要拔罐的部位上，即可吸附于患者的皮肤上。

2.**蒸汽法**。先把水壶内的水煮沸，水不要太多，以不超过半壶为宜。同时在壶嘴处用硬质橡胶管连接，使水蒸气从壶嘴喷出，然后用竹罐口对准喷气口1～2分钟后，随即扣在需要治疗的部位上，同时用手扣压半分钟，待其吸牢。需要注意的是，在使用时不能让罐口在喷气口放置太久，以免温度过高，烫伤患者皮肤。如果患者吸拔位置周围皮肤感到胀痛，可立即取下罐具，再换其他部位继续进行吸拔。

走罐法

【方法释义】

走罐法又叫推罐法、拉罐法、行罐法，其最大的特点是罐具在被吸住后可以继续反复推拉移动，从而有效扩大施治面积。因此，在进行走罐操作时，必须先确认罐具开口处是否光滑，以免在操作时划伤患者的皮肤。走罐法与水罐法等拔罐法配合使用，效果更佳。另外，在操作走罐法时，手法要轻重适宜，以免拉伤患者皮肤。

【操作步骤】

在走罐前，先在所走部位的皮肤处或罐口上抹上一层凡士林油作为润滑介质，再将罐吸拔于所走部位的皮肤上。用右（左）手握住罐具，以左（右）手扶住并拉紧皮肤，再向上下或左右移动。可以在需要走罐的部位往返推动，等到所走部位的皮肤红润、充血，甚至出现淤血时，再将罐具起下。每日1次或隔日1次（图③、图④）。

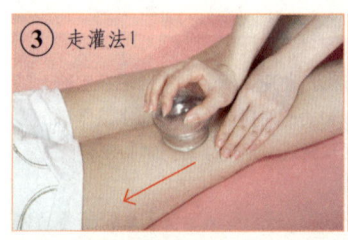

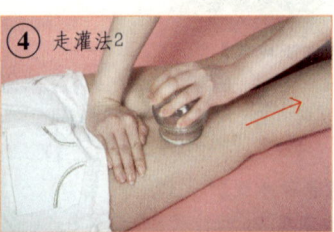

③ 走罐法1

④ 走罐法2

第四节　按摩的注意事项与禁忌

按摩的注意事项

◎按摩前，按摩者要修剪指甲，指甲要与指腹顶端平齐。指甲过长容易划伤患者的皮肤；若过短，按压穴位时没有力道，就会影响效果。

◎按摩前，按摩者要清洁双手，同时将有碍操作的物品，如手表、戒指、手链等全部摘掉。

◎按摩时，要根据气候选择恰当的环境。夏天按摩时，室内空气要保持流通，且温度要适中；冬季按摩时，室内温度应保持在25℃左右，而且按摩者的双手一定要是热的，如果不热，可以在按摩前将双手搓热。

◎按摩者的态度要和蔼，耐心地向患者询问病情，以取得患者的信任和配合。另外，按摩者要叮嘱患者精神、肌肉保持放松。

◎按摩者要确定穴位和手法，做到心中有数。

◎患者与按摩者的位置要合理，特别是患者坐、卧等姿势，既要舒适，又要便于操作。

◎患者在大怒、大喜、大悲等情绪激动的情况下不要立即按摩，待调整情绪、调匀呼吸、宽衣松带、静息10分钟后再进行按摩。

◎按摩时，患者容易入睡，应事先准备毛巾盖好，以防受凉。

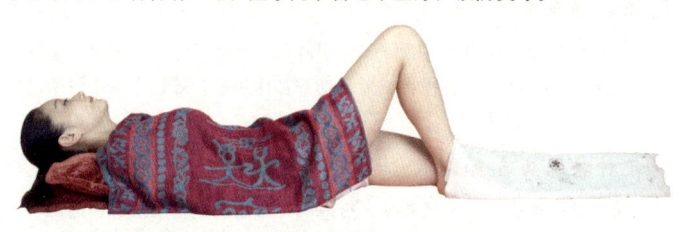

→在按摩时应事先给患者盖好毛巾，以防受凉。

◎在患者过饥、过饱以及醉酒的情况下不要对其按摩。
◎在饭后2小时左右按摩为宜。
◎按摩者手法要轻重合适，并随时观察患者的表情，使患者有舒服感。开始按摩时，手法一定要轻，然后逐渐加大力度，以达到患者所能承受的力度为宜。
◎按摩时，一定要注意按摩部位与按摩手法、患者的个体差异、按摩力度之间的关系。比如，按摩腰臀部力度可大些，按摩前胸、腹部力度要小些；为青壮年按摩时力度可大些，为老年人、儿童按摩时力度要小些。
◎腰部肾区，不宜用拍法、击打法，以免损伤肾脏。
◎每次按摩时间以20～30分钟为宜，每日一次，12日为一个疗程。

按摩的禁忌

女性经期及妊娠期不宜按摩

女性处于经期及妊娠期时，不宜对腹部、腰骶部和髋部进行按摩；另外，孕妇还不能按摩肩井、合谷、三阴交和昆仑等穴。

年老体弱者不宜按摩

年老体弱或因长期患病而导致身体极度虚弱的危重患者不宜按摩。

皮肤有疾病患者不宜按摩

皮肤损伤及患皮肤病者，如湿疹、丹毒、脓肿、烫伤以及一些开放性伤口处，不可进行按摩。

局部肿胀者不宜按摩

因急性软组织损伤而导致局部组织肿胀的患者不可立即按摩。需先冰敷20分钟以上，然后用医用棉球置于伤部加压包扎，等过了24小时或36小时拆除后再进行按摩。

几种特殊病症患者不宜按摩

脊髓型颈椎病患者是绝对禁止按摩的，椎动脉型颈椎病患者应由有经验的医师按摩，患中央型腰椎间盘突出症者不能按摩。

第五节　刮痧的注意事项与禁忌

刮痧的注意事项

◎刮痧过程中需要使用多种辅助工具，如刮痧板等。在使用这些器具前，一定要对其进行清洁，并且在长期不用时也要定期消毒，以免造成不同患者的交叉感染。

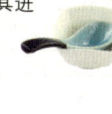

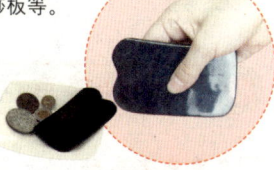

→常用的刮痧用具

◎要经常检查刮痧工具，看其是否出现表面不光滑等情况，如果有应立即更换，以免划伤患者的皮肤。

◎施术者在操作之前一定要将手洗干净。

◎在患者空腹或刚刚进餐以及神经极度紧张的情况下，切勿进行刮痧。

◎施术者在操作过程中应及时与患者进行沟通，以确认手法轻重。用力要均匀，不可忽轻忽重。当患者感到疼痛难忍时，应刮轻些，并多刮几次，直到痧斑、痧痕出现。

◎不可为了迅速达到除痧的目的而故意加重刺激手法或延长刮痧时间。

◎刮痧时，对室内环境要求较高，不仅要宽敞明亮、空气流通好，而且室温也要适宜，以免让患者遭受风寒而使病情加重。

◎刮痧时应避风，尤其是在夏天为患者刮痧时，千万不能在电扇前或有过堂风的地方进行。因为在刮痧时，皮肤毛孔完全处于张开状态，寒气很容易就能进入皮肤里面。这样一来，不但会影响疗效，还有可能导致新的病症出现。

◎刮痧时应为患者选择舒适的刮痧体位，并保证刮拭部位充分暴露，且要擦洗干净。

◎刮痧后，要让患者适当休息一会儿，建议其不要洗澡，可以适量饮用温开水或姜汤。

◎要提醒患者在刮痧期间不要急躁动怒、忧思沉郁；在治疗期间要忌食生冷、油腻、荤腥等食物。

◎经过正确的刮拭治疗后，如果患者的病情加重或无效，就应该建议其及时去医院做进一步的检查，以免耽误最佳治疗时机。

◎在刮痧过程中，如果患者出现面色发白、心慌、四肢冰冷、冒冷汗、恶心、吐泻、脉象沉细等症状，应马上停止刮痧。最好先让患者平躺休息一会儿，再让其饮用热糖水。如果不管用，就要通过刮百会、内关、涌泉等穴位来急救。

刮痧的禁忌

□ 危重患者忌刮

凡危重病症患者，如急性传染病、重度心脏病等患者应立即送往医院观察治疗，只有在条件不允许的情况下才能使用刮痧的方法急救，目的也是为了争取更多的治疗时间和机会。

□ 有出血倾向的患者忌刮

患有出血倾向疾病的患者，如白血病、血小板减少等，一定要慎用刮痧疗法进行治疗。如果一定要刮，也必须用轻手法刮拭，并最好不要要求必须出痧。

□ 有皮肤问题者忌刮

皮肤比较敏感的患者很容易出现皮肤高度过敏的现象，因此应慎用此疗法。另外，皮肤表面长疮或有破损者也应慎刮，如皮肤破损溃疡、疮头、有新鲜或未愈合的伤口等处必须禁刮。

□ 其他禁忌人群

年老体弱者、患有脏器衰竭等疾病者、过度疲劳者及醉酒、过饥及过饱者皆应禁刮。

第六节　拔罐的注意事项与禁忌

拔罐的注意事项

◎进行拔罐治疗时，室内温度要适宜且避开风口，防止患者受凉。
◎拔罐时，一定要告知患者不要随便变换体位，以免发生罐具脱落以及烫伤皮肤等意外。
◎要同时在患者身上拔几个罐时，罐具之间的间距不宜太近，否则罐具互相牵拉，会使患者的皮肤产生剧烈的疼痛感，有时还会出现因罐具互相挤压而脱落的情况。
◎对初次使用拔罐治疗以及易紧张、年老体弱等患者宜采取卧位，并选用小罐具且拔罐数目要少。

拔罐的禁忌

□ 重症患者不宜拔罐

凡是患有重病的患者，比如重度心脏病、全身性水肿、血友病、紫癜病、咯血、白血病、高热、全身剧烈抽搐或痉挛、高度神经质、活动性肺结核等患者，皆应禁拔。

□ 其他禁忌人群

除了上述重症患者，还有一些人也不适合用拔罐疗法治疗疾病。比如，正处于月经期的女性，皮肤没有弹性、极度衰弱者，醉酒、过度疲劳、过饥、过饱、过渴者，全身性皮肤病患者，吸拔部位有静脉曲张者，癌症患者，有外伤者。

另外，孕妇的腰骶部和腹部等部位也要禁用拔罐疗法。

第二章 高血糖的按摩、刮痧、拔罐疗法

　　患有高血糖的人往往依赖现代医疗及药物等手段进行治疗。其实，传统中医的按摩、刮痧、拔罐等方法也是治疗高血糖的有效方法。本章将在分析此病发病原理以及预防措施的基础上引入这些中医疗法，并对上述方法的操作步骤进行介绍。

第一节 糖尿病的发病原理及预防

现代医学认为，糖尿病是由于体内胰岛素分泌相对不足或绝对不足，引起糖、脂肪、蛋白质、水、无机盐代谢紊乱，而致血糖增高和排出糖尿的一种慢性疾病。多数情况下，糖尿病是由遗传基因决定的，其主要特点是高血糖及糖尿，在临床表现早期无症状，发展到一定程度后会出现多尿、多饮、多食、疲乏、消瘦等症状，严重时会发生酮症酸中毒。

另外，糖尿病患者还会出现一些并发症，常见的并发症及伴随症有急性感染、肺结核、动脉粥样硬化、肾和视网膜等微血管病变等。经临床调查发现，虽然各年龄段的人均有患糖尿病的可能性，但高发期为50～70岁。

发病原理

糖尿可以划分为四种类型，分别是I型糖尿病（胰岛素依赖型）、II型糖尿病（非胰岛素依赖型）、其他型糖尿病和妊娠糖尿病。I型糖尿病和II型糖尿病就是常说的原发性糖尿病。

经现代医学研究证明，糖尿病主要是因为情绪不好、精神受到某种刺激引起高级神经活动功能障碍，导致脑垂体、肾上腺、胰腺等功能受损，产生神经体液调节功能失常而发生胰岛素分泌呈现相对不足，从而引起血液中糖含量增高；再加之遗传、环境等因素的共同作用，最终导致糖尿病。

而中医则认为，糖尿病属于中医消渴的范畴。糖尿病多由膏粱厚味食入过多，日久损伤脾胃，使脾胃消化功能下降，食物停滞胃肠时间过长，造成内热、蕴结化燥、消谷耗津而引起的；另外，房劳过度，纵欲伤阴，肝郁化火，消烁津液，致肺、胃、肾阴虚燥热，也会出现消渴，导致糖尿病。

现代人的生活水平不断提高，饮食趋向多样化，但饮食安排不合理现象却日趋严重，因此更增加了患糖尿病的概率。

预防措施

虽然糖尿病有先天及遗传因素，但是通过后天的调理和改善，也是可以对其进行有效预防的。比如，合理膳食、养成良好的生活习惯以及保持积极乐观的情绪等。具体预防措施如下：

◎三餐定时定量。
◎均衡摄取奶、五谷、豆、蛋、蔬果、肉六大类食物。
◎要多吃纤维质丰富的食物，如五谷、海藻类等。
◎减少高盐食物的摄入量，如不吃腊肉、梅干菜、泡菜等。
◎酌情摄入甜食，比如减少白糖、果糖的摄入量。
◎少吃高油脂与高胆固醇食物。
◎饮食以清淡为主。

→可以预防糖尿病的蔬菜

国医小课堂

◎糖尿病患者在进行全日食物量分配的时候，要以病情和饮食习惯为依据。有的患者习惯于一日三餐，并且血糖控制得又好又稳定，那就可以按照三餐供给，即按照1:2:2或1:1:1的比例分配三餐。但有的患者餐后血糖不好或某一餐餐后血糖较高，或某个时间段易发生低血糖，这类患者就该增加餐次，如增至4~6餐。

◎以食品交换份为基础制定食谱，并计算出每日所需食品交换份，剩下的问题就简单了，即根据菜的交换份选择自己喜欢吃的食物。需注意的是，最好在同类食物中进行交换，也就是说粮食换粮食，肉类换肉类，蔬菜换蔬菜，以保证饮食的均衡。

第二节 按摩

身体按摩自疗

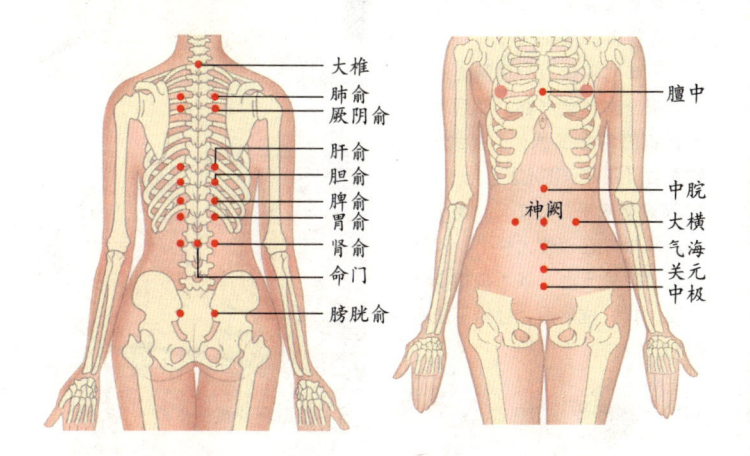

特效穴位

标注穴位：大椎、肺俞、厥阴俞、肝俞、胆俞、脾俞、胃俞、肾俞、命门、膀胱俞

膻中、中脘、神阙、大横、气海、关元、中极

按摩手法

1. 用掌下侧沿背部脊柱两旁自上而下反复按摩5次（图①）。
2. 按揉大椎、肺俞、厥阴俞、肝俞、胆俞、脾俞、命门、膀胱俞各穴位50~100次，力度以患者感觉胀痛为宜。

3.按压膻中、神阙、气海各穴位50～100次,力度以轻柔为宜,视情况可逐渐加力(图②)。

4.按揉患者中脘3分钟(图③)。

5.用力按压胃俞、肾俞各2分钟,以患者感到酸胀为宜。

6.用单手掌按压关元穴50～100次,以患者感到胀痛为宜。

7.用手掌掌心摩擦患者腹部5分钟,但要做顺时针或逆时针按摩,以患者感到温热为宜。

8.手掌紧贴腹部,自胸骨下至中极用力推擦2分钟左右。

9.用手掌的掌根沿一侧侧腰部用力推擦至对侧侧腰部,然后改用五指指腹勾擦回原处,持续3分钟左右(图④、图⑤)。

10.按摩者双手自然交叉,两个手掌的掌根按在双侧大横上,双手小指按在关元上,双手拇指抵住中脘。找好位置后,轻轻下压腹部5分钟左右。

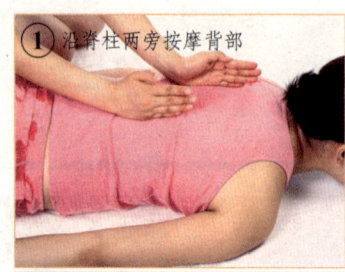

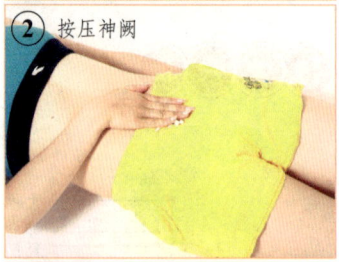

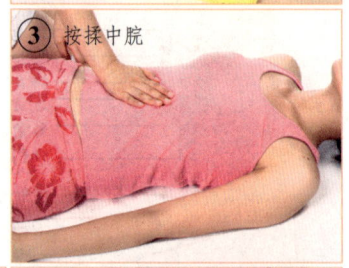

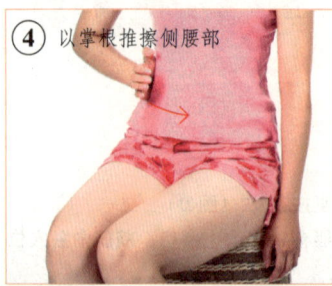

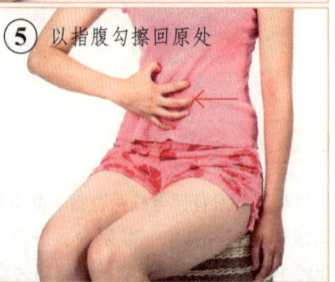

① 沿脊柱两旁按摩背部

② 按压神阙

③ 按揉中脘

④ 以掌根推擦侧腰部

⑤ 以指腹勾擦回原处

手部按摩自疗

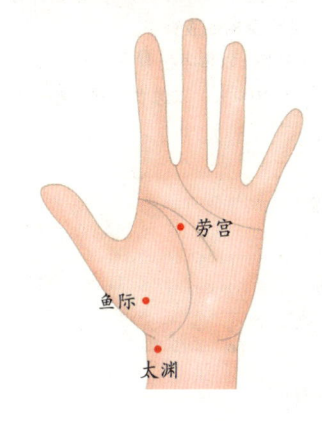

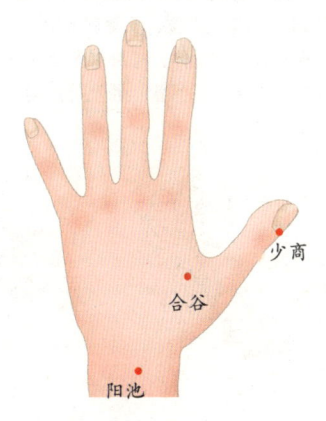

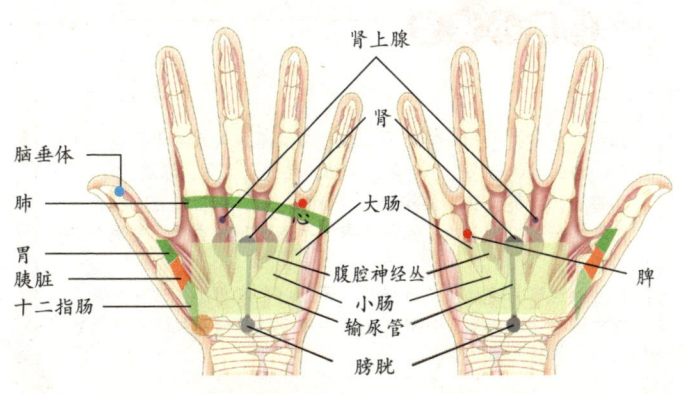

特效穴位

- 劳宫
- 鱼际
- 太渊
- 少商
- 合谷
- 阳池

肾上腺
肾
脑垂体
肺
大肠
胃
腹腔神经丛
胰脏
小肠
十二指肠
输尿管
膀胱
脾

左手掌　　　右手掌

按摩手法

1. 点按合谷、少商、鱼际、太渊、阳池等穴各1分钟（图①、图②）。
2. 推揉脾、肺、心等反射区各1分钟。
3. 揉按胃、十二指肠、小肠、大肠等反射区各1分钟。
4. 掐按劳宫穴50～100次。之所以要重点掐按劳宫穴，是因为此穴是治疗体内淤血的特效穴位，反复刺激此穴，可改善全身的血液循环。
5. 在胰脏、脑垂体、肾反射区处点按50～150次，以患者稍有疼痛感为宜。
6. 在肾上腺、输尿管、膀胱等反射区推压50～100次，以患者局部有酸胀感为宜。

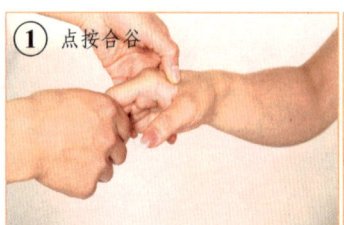

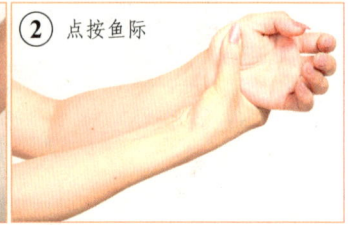

① 点按合谷

② 点按鱼际

国医小课堂

◎手部保健按摩有一定的要求和技巧，不能依靠暴力完成。按摩手法的具体要求是：持久、有力、均匀、柔和、深透。

◎常揉拇指健大脑，常揉食指胃肠好，常揉中指能强心，常揉无名指肝平安，常揉小指壮双肾，手指脚趾多揉揉，失眠头痛不用愁。

◎按摩时不可突然用大力操作，开始时力度要小，逐渐加重，以患者能耐受为度，结束时手法由重到轻，避免以重手法突然结束，不能忽快忽慢。

足部按摩自疗

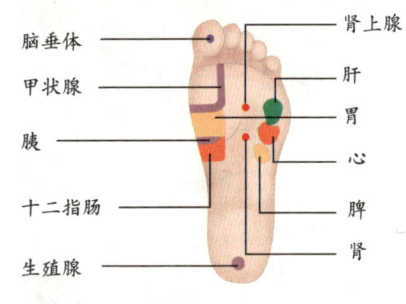

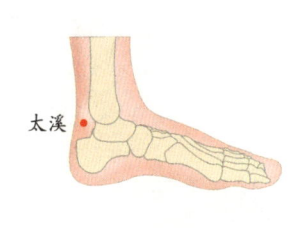

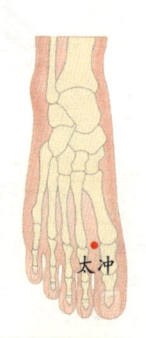

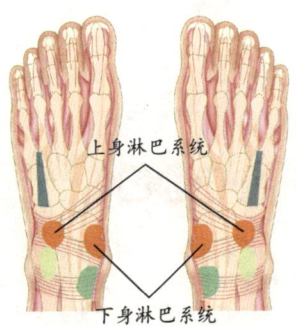

特效穴位

脑垂体、甲状腺、胰、十二指肠、生殖腺、肾上腺、肝、胃、心、脾、肾、太溪、太冲、上身淋巴系统、下身淋巴系统

按摩手法

1. 单指扣拳点按肾反射区50～100次，以患者稍有疼痛感为宜。
2. 推压肾上腺反射区50～100次，以患者有酸胀感为宜。
3. 握足扣指法按揉脑垂体反射区50次（图①）。
4. 单食指刮压生殖腺反射区50次（图②）。
5. 用拇指按揉胃、甲状腺、胰、十二指肠（可采用艾灸法）等反射区各50

次，以患者稍有酸胀感为宜（图③、图④）。

6.单食指扣拳法按揉心脏、肝、脾等反射区各50次。

7.双拇指捏指法按揉上、下身淋巴反射区各50次。

8.用拇指按揉太溪、太冲穴各50次。

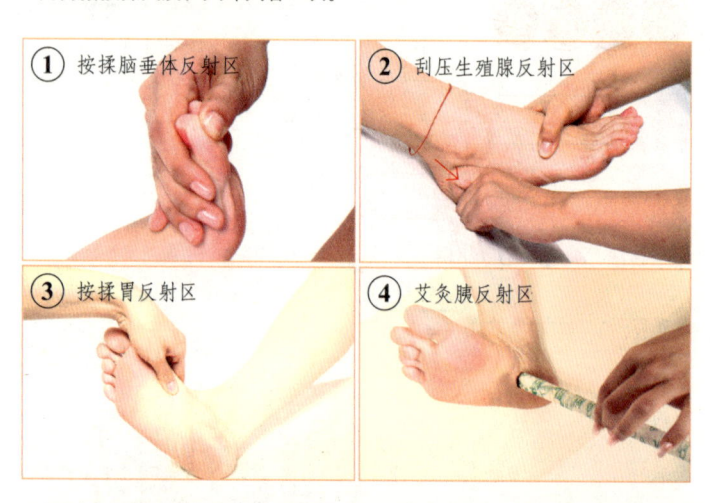

① 按揉脑垂体反射区

② 刮压生殖腺反射区

③ 按揉胃反射区

④ 艾灸胰反射区

国医小课堂

　　足部被称为人类的第二心脏，足部周围分布着非常丰富的神经末梢和神经束，同时有很多对应到全身各脏器的穴位，当对其中有问题的脏器反射区给予刺激时，可达到疏通经络的作用。平日也可从足部状况来诊断胆固醇和血脂状况。

　　建议糖尿病患者要经常按摩足部的多个反射区，这样可提高脂质及胆固醇代谢功能、改善血液循环，从而降低患心血管疾病的概率。

头面部按摩自疗

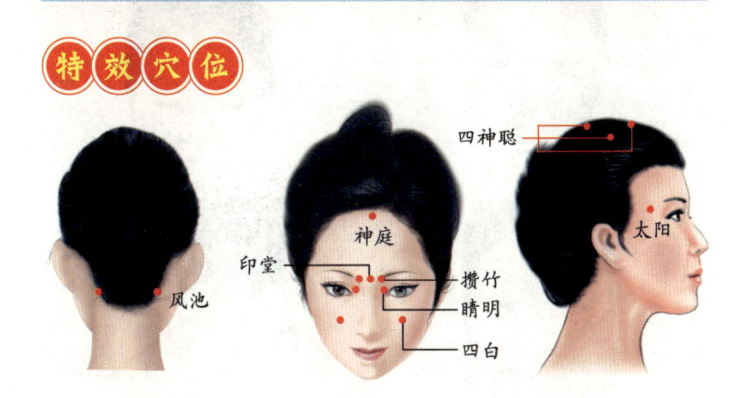

特效穴位

四神聪、神庭、印堂、攒竹、睛明、四白、风池、太阳

按摩手法

1.按揉太阳穴30~50次,力度以患者有酸痛感为宜(图①)。

2.按揉印堂穴100次,力度由轻到重,视患者接受情况而定,以使其感到酸痛为宜。

3.分推攒竹,至两侧太阳穴30~50次。

4.用双手拇指桡侧缘交替推印堂至神庭30~50次。

5.四指并拢分抹前额至头两侧,反复操作2分钟。

6.食指指腹按揉睛明、四白穴各1分钟(图②、图③)。

7.按揉四神聪各穴100次,以患者局部有轻微的胀痛感为宜。

8.双手食指指腹压在风池穴上,逐渐用力,按揉2分钟,以产生局部酸胀感为佳(图④)。

9.拇指置于头顶前部,其余四指指端扫散头侧部,左右各30次,此法可用梳子梳头来代替。

10.五指由前向后拿捏头顶,至头后部改为三指拿捏法,顺势由上向下拿捏颈项部,反复操作3~5次。

国医绝学百日通

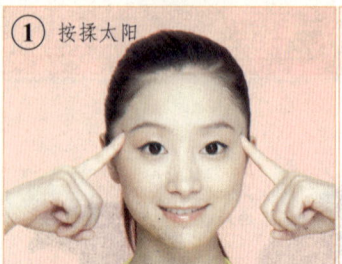

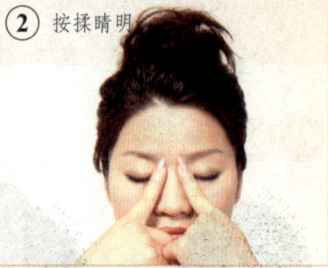

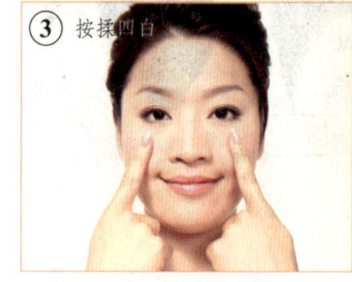

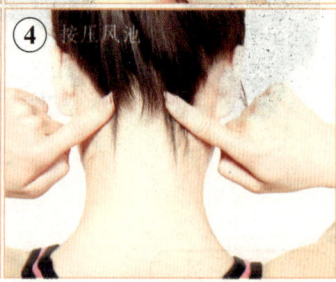

① 按揉太阳
② 按揉睛明
③ 按揉四白
④ 按压风池

国医小课堂

◎按摩头面部穴位时,一手按摩,另一手负责固定头部,按摩时可逐渐用力;骨头边缘的穴位,按摩时可向骨头方向按压,以明显增强刺激强度。

◎按摩颈部时,被按摩者最好取坐位,按摩者站于其身后,两手分别放在被按摩者颈部两侧肩部,嘱咐患者主动活动颈部配合治疗,以增强疗效。

◎头部按摩以有发热感为佳,这样可以促进头面部的血液循环,给面部带来充足的营养,改善相应脏腑的功能,起到治病和保健的作用。

耳部按摩自疗

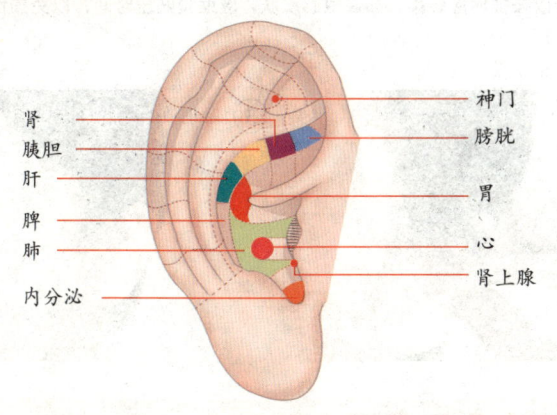

特效穴位

耳部反射区示意图：肾、胰胆、肝、脾、肺、内分泌、神门、膀胱、胃、心、肾上腺

按摩手法

1. 取穴神门、胰胆、内分泌、肾、肝、脾、胃、膀胱、肺等反射区。
2. 棒揉耳部肾上腺反射区6分钟，频率为每分钟90次，力度轻缓柔和。
3. 食指按压胰胆反射区1～2分钟。
4. 捏揉内分泌反射区1～2分钟。
5. 食指点揉心反射区1～2分钟（图①）。
6. 食指揉肾反射区1～2分钟。
7. 食指点揉肝反射区1～2分钟（图②）。
8. 食指揉肺反射区1～2分钟。
9. 食指揉胃反射区1～2分钟。
10. 揉膀胱反射区1～2分钟。

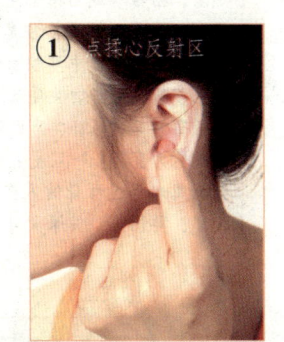

① 点揉心反射区

11.搓摩耳廓3分钟,以患者感到温热为宜。

12.每次从上述穴位中取2~4个穴位,将王不留行子1粒,置于0.5厘米×0.5厘米的小方胶布上,贴敷于耳穴上,用食指、拇指捻压至酸沉麻木或疼痛为佳。每日按压3~5次,每次贴一侧耳,两耳交替。每次贴敷2天,每周贴敷2次,10次为一疗程,疗程间隔5~7天。因糖尿病患者皮肤破损不易愈合,所以按揉时应轻柔,如属敏感皮肤,应缩短贴压时间,以免损伤皮肤(图③)。

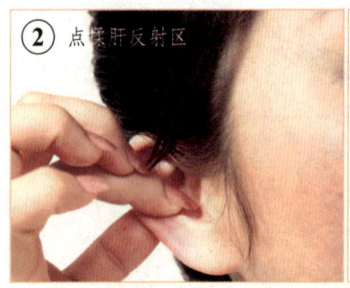

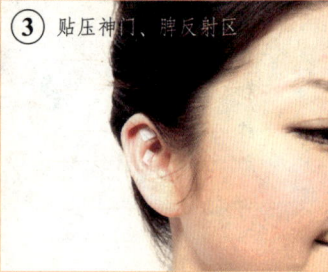

② 点揉肝反射区

③ 贴压神门、脾反射区

国医小课堂

◎自己不要乱挖耵聍(俗称耳屎)。耵聍常在人活动时自然掉落,当堆积成团堵塞耳道时应请医生取出,以防损伤耳道。

◎在感冒时不要捂住鼻子用劲擤鼻涕,以防气流从鼻咽部通过咽鼓管直冲进中耳腔而带入细菌,引起急性中耳炎。

◎积极预防药物性耳聋,特别是儿童在使用庆大霉素、卡那霉素、链霉素等氨基苷类药物时需谨慎,要随时观察患者有无耳鸣产生及听力变化。一旦发生药物性耳聋将很难康复。

◎患老年性耳聋的人在逐年增多,不妨常做些耳周穴位(如听官、耳门等)按摩及对症用药,以改善症状。

按摩、刮痧、拔罐治"三高"

第三节 刮痧

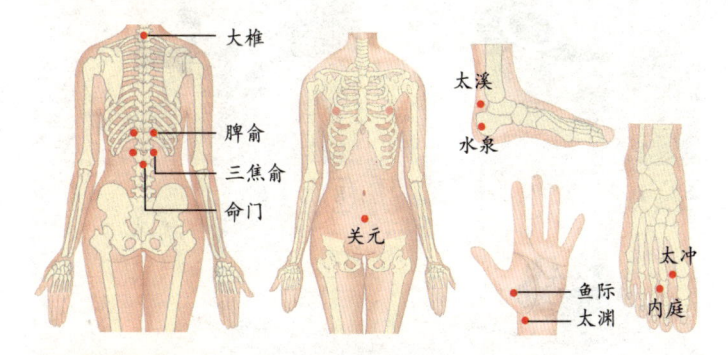

刮痧部位

（大椎、脾俞、三焦俞、命门、关元、太溪、水泉、鱼际、太渊、太冲、内庭）

操作方法

刮大椎、脾俞、命门、三焦俞、关元、太渊、内庭、太溪、太冲、鱼际、水泉等穴。力度要适中，以刮出痧点为宜（图①～图⑧）。

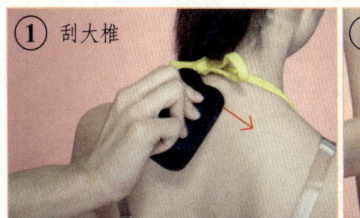

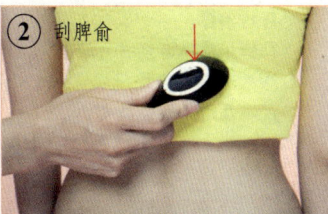

① 刮大椎

② 刮脾俞

33

③ 刮命门　　④ 刮三焦俞

⑤ 刮关元　　⑥ 刮太渊

⑦ 刮太冲　　⑧ 刮内庭

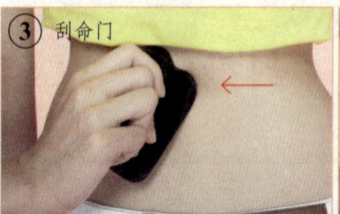

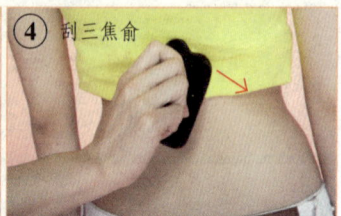

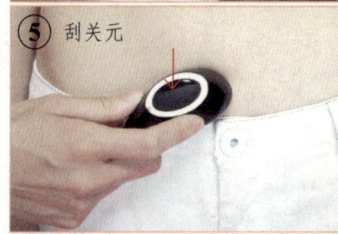

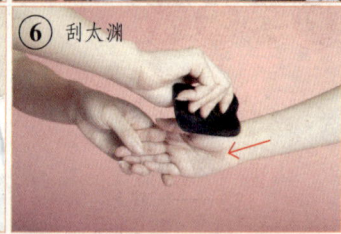

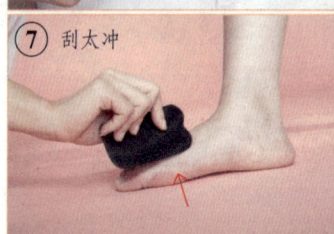

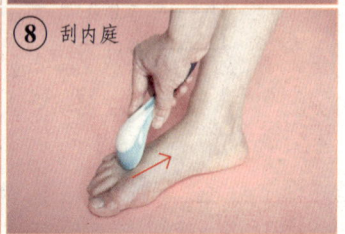

国医小课堂

◎刮痧是治疗糖尿病的辅助方法。在刮治的同时，须配合中西药物治疗。
◎糖尿病患者抵抗力较差，治疗时应严格消毒，防止感染。
◎患者应严格按照规定进食，限制糖类的摄入，多食蔬菜、蛋白质及适量脂肪类食物。

第四节 拔罐

拔罐疗法通过对人体局部或经络穴位进行有效刺激，使毛细血管扩张、皮肤充血，进一步引起局部或全身的积极反应，从而起到调节人体生理功能和提高机体免疫功能的作用，最终达到治疗疾病的目的。

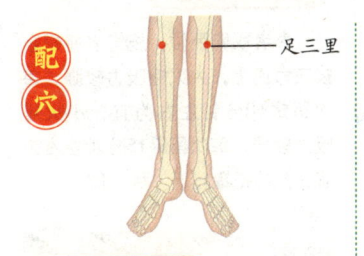

配穴：足三里

配穴：太溪

操作方法

患者取坐位，也可取仰卧位，由他人代为拔罐。先用润肤油在膝盖下面足三里处进行涂抹，在充分进行润滑后，将火罐迅速罩在足三里穴位上，留罐10分钟。每日1次。

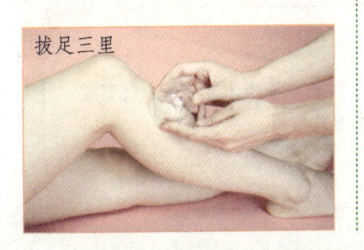

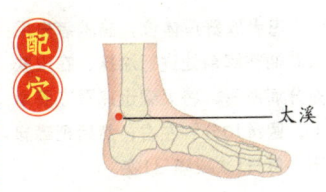

操作方法

患者取俯卧位，施术者对太溪以及周围部分进行常规消毒，快速将火罐吸拔在太溪上，留罐10分钟左右，然后把罐起下。每日1次或隔日1次。

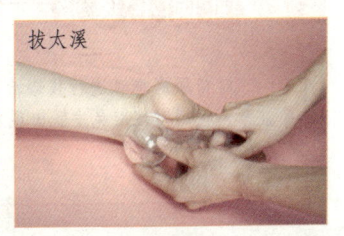

拔足三里

拔太溪

配穴

脾俞

配穴

命门

操作方法

患者取舒适体位，施术者先用润肤油在脾俞处进行涂抹，在皮肤充分润滑后，将火罐迅速罩在脾俞上，留罐10分钟左右，然后把罐起下。每日1次或隔日1次。

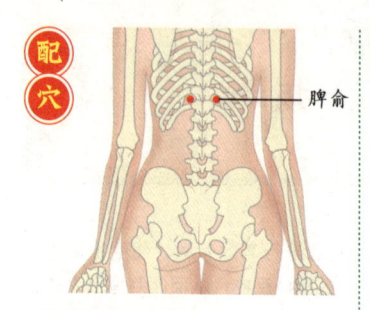

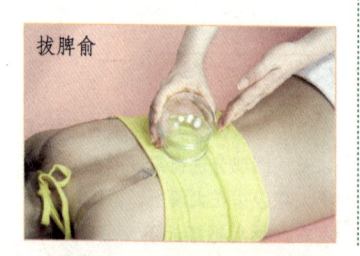

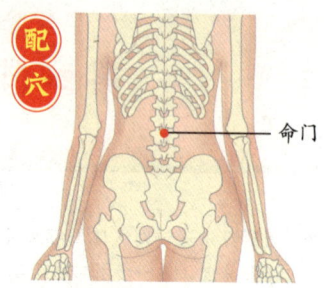

操作方法

患者取俯卧位，施术者将罐吸拔在命门上，大火罐吸力较强，每次留罐10分钟左右为宜，小火罐吸力较弱，每次留罐15分钟左右为宜，然后把罐起下。每日1次。

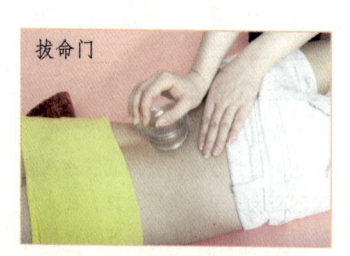

拔脾俞

拔命门

国医小课堂

对糖尿病患者进行拔罐治疗要长期坚持才能见效。还需要注意，拔罐时应避免皮肤出现水疱或破损。

按摩、刮痧、拔罐治"三高"

配穴 —— 膈俞

配穴 —— 肺俞

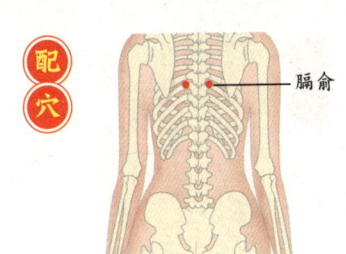

操作方法

患者取舒适体位，露出背部。施术者对皮肤进行润滑处理以及常规消毒后，把气罐吸拔于膈俞处，留罐15分钟，然后把罐起下。每日1次或隔日1次。

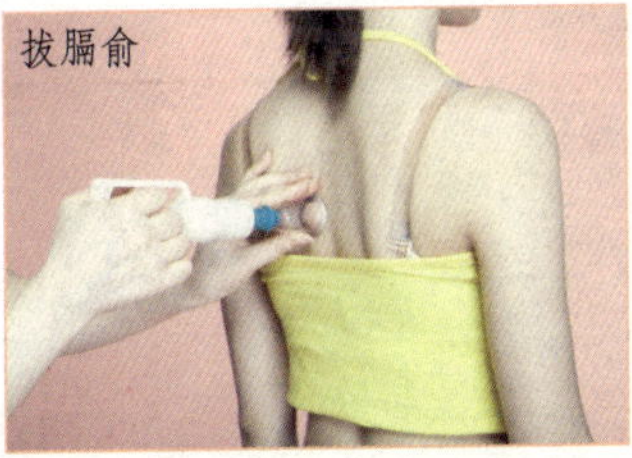

拔膈俞

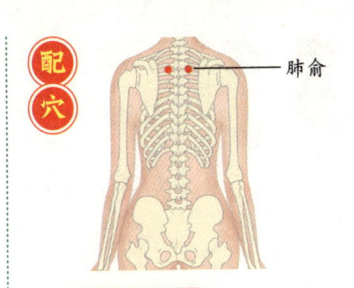

操作方法

患者取俯卧位，露出背部。施术者先将润肤油均匀地涂抹于肺俞处，然后将火罐迅速罩在肺俞处，注意力度要均匀，以皮肤出现红色痧点为宜。隔日1次。

拔肺俞

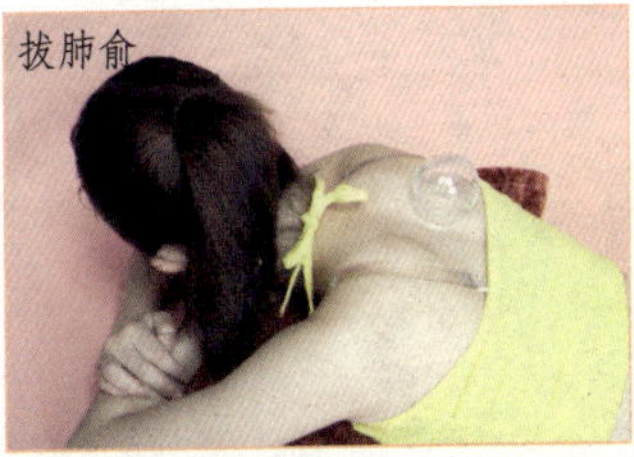

国医小课堂

在采用拔罐疗法的同时，正在服用降糖药的患者不宜停药。另外，还要注意养成良好的生活习惯，严格按照糖尿病的饮食原则进食。

国医绝学百日通

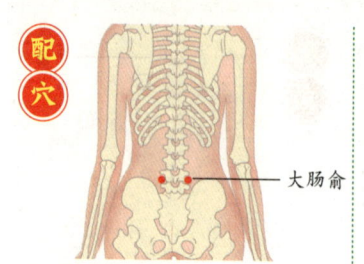

配穴

大肠俞

配穴

三焦俞

操作方法

患者取适宜体位，露出背部。施术者先将润肤油均匀地涂抹于大肠俞部位并进行常规消毒，然后将火罐迅速罩在大肠俞上，注意力度要适中，不宜过大。留罐10～15分钟后起下，隔日1次。

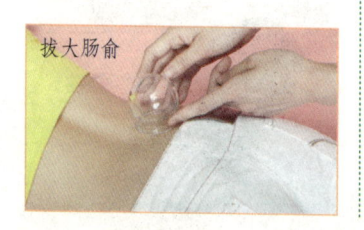

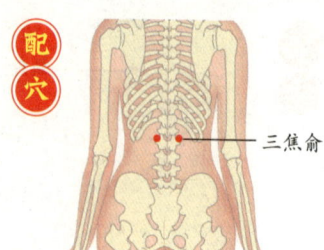

操作方法

患者取俯卧位，露出背部。施术者先将润肤油均匀地涂抹于三焦俞部位，然后将罐吸拔在三焦俞处，根据火罐吸力的大小留罐10～15分钟。注意每次选一侧穴，两侧轮流拔，每日1次，10次为1个疗程。

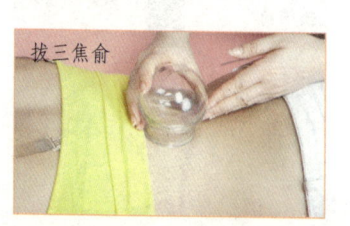

拔大肠俞

拔三焦俞

国医小课堂

拔罐后，如果皮肤局部出现了潮红、瘙痒，不要自己乱抓，以免引起感染。一般情况下，这种症状在几小时或数日后即可自动消失。

第三章 拔罐疗法高血压的按摩、刮痧、

除了高血糖，高血压也是威胁现代人身体健康的疾病之一。那么，你了解具体的发病原理吗？知道这种疾病该如何治疗吗？答案尽在本章内容中。本章不但介绍了相关知识，还有很强的实操性，通过按摩、刮痧、拔罐三种疗法治疗高血压。

第一节　高血压的发病原理及预防

一般认为，正常人的血压，安静时的收缩压在110～140毫米汞柱之间、舒张压在70～90毫米汞柱之间为正常。如果收缩压高于140毫米汞柱或舒张压高于90毫米汞柱，就有患高血压的可能性，应及时就医。介于正常血压高限与高血压低限之间的为临界高血压。

发病原理

血压的高低主要与每个人心脏收缩时的血液输出量以及血液在人体中循环时对血管壁造成的阻力等因素有关。

心脏收缩时会压迫血液进入主动脉，从而对血管壁产生一股压力，即为收缩压。而当心脏舒张，血液从静脉向心脏回流，也会对血管壁产生一股压力，即为舒张压。不过，相对于收缩压，这股压力较小。

如果人体的心脏以及血管功能等都正常，血压就相对稳定。反之，就会出现血压的波动，可能出现高血压。

随着人们生活水平的日益提高，在日常的饮食中过多地摄入高脂肪、高热量的食物，就会造成血液的黏稠度增大，从而增加血管壁的压力，导致血压升高。另外，高热量的食物往往含有过量的脂肪，如果人体吸收不完全，这些脂肪就会在血管壁沉积下来，血液的流通量就会减小。当相同流量的血液通过时，就会相对地加大对血管壁的压力，造成血压的上升；随着年龄的增长，人体的组织机能也会逐渐衰老、退化，如血管壁的弹性下降、心脏功能出现问题等，这些都是引起高血压的重要因素。

除了上述客观因素，人自身的情绪波动也会引起血压的上升，如忽然的大喜大悲等都是不可取的。

预防措施

□ 放松心情，避免情绪波动

平稳的心情有利于血压保持稳定，因此，凡事想开点，平时要学会放松心情。即使在遇到紧急事情的时候，也要先冷静下来，对事情的前因后果进行系统地思考，然后再想解决方案。要知道，遇到问题最重要的是解决，而不是大动肝火，那样对血压的控制非常不利。

另外，遇到开心的事情也不要太过激动，因为这也会引起全身血管收缩，心跳加快，造成血压突然升高。

□ 养成科学的生活习惯

生活要有规律，尤其是要保证充足的睡眠，最好能在晚上11点之前入睡，这是因为人体的激素分泌在这时正处于高峰时期。如果经常熬夜，也会造成血压升高。养成良好的生活习惯，还可以使人体的机能保持在一个相对良好的状态，从而有效地起到预防高血压的作用。

□ 合理膳食，以清淡为主

血液黏稠度增加也是造成高血压的主要原因之一。因此，要预防高血压，合理膳食同样重要，尤其是要注意饮食的清淡性，要减少盐分以及脂肪的摄入量，戒烟忌酒。例如，可以多吃一些清淡的蔬菜和水果，减少油腻以及肉类食物的摄入。

众所周知，醋具有控制人体血压的功效，因此，在日常的饮食中，还可以适量摄入一些醋。

→ 多吃蔬菜、水果、粗粮可以预防高血压。

第二节　按摩

身体按摩自疗

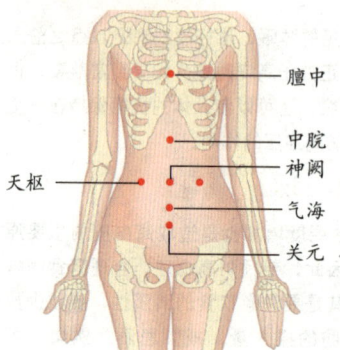

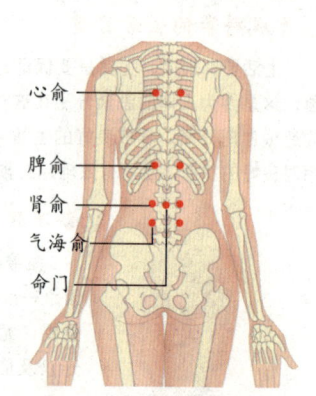

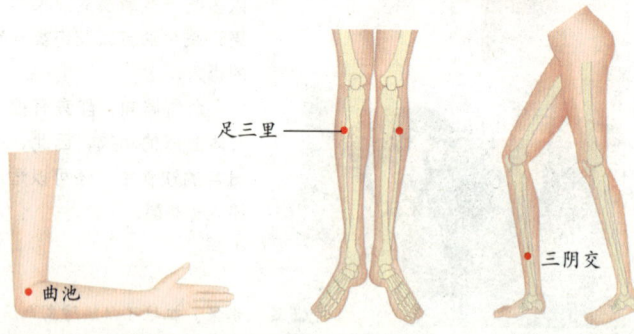

特效穴位

- 膻中
- 中脘
- 神阙
- 天枢
- 气海
- 关元
- 心俞
- 脾俞
- 肾俞
- 气海俞
- 命门
- 足三里
- 曲池
- 三阴交

按摩手法

1. 身体放松,思想集中,静坐10分钟。
2. 患者取坐位,按摩者用双手从耳垂向锁骨上窝进行按揉、拿捏、摩擦,左右两侧各50次(图①)。
3. 用双手提拿颈部肌肉,自上而下反复20次,直至患者局部感到酸胀(图②)。
4. 患者改为仰卧位,按摩者将双手重叠,掌心放在患者肚脐上方(神阙穴处),沿顺时针方向按摩,每次2分钟(图③)。
5. 拇指弯曲,四指并拢,用力按揉神阙、气海、关元各30次(图④)。
6. 用大拇指指腹按揉足三里、三阴交各50次(图⑤)。
7. 用手指指腹按压曲池2分钟(图⑥)。
8. 按摩者用双手分别按揉患者背部的心俞、脾俞、命门、肾俞、气海俞各50~100次(图⑦)。
9. 患者仰卧,按摩者双手交叠,依次按压患者胸腹部的膻中、中脘、天枢、神阙、气海、关元各50~100次(图⑧)。

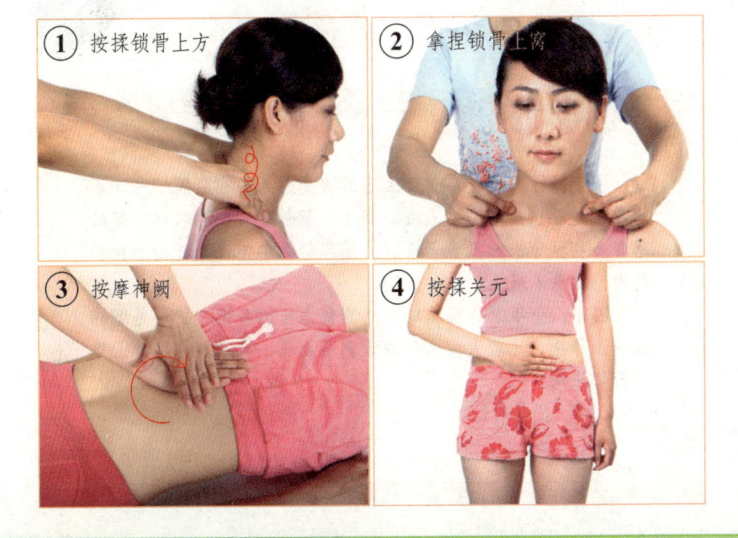

① 按揉锁骨上方

② 拿捏锁骨上窝

③ 按摩神阙

④ 按揉关元

43

⑤ 按揉足三里

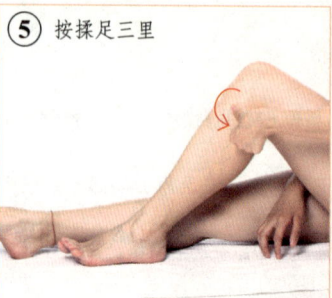

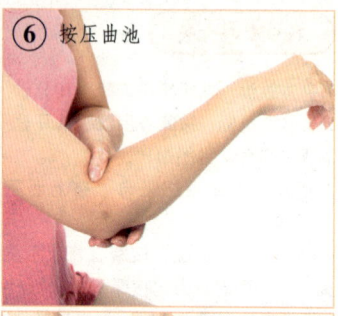

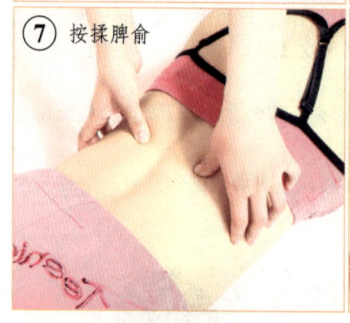

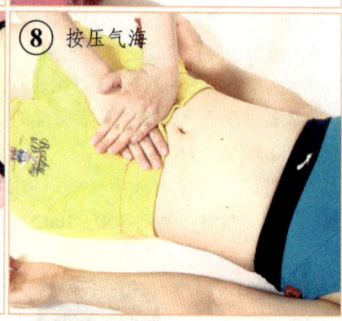

⑥ 按压曲池

⑦ 按揉脾俞

⑧ 按压气海

国医小课堂

中年男性需要经常测量血压。这是因为，在我国40~60岁的男性是脑出血的高发人群。其中，低龄患者多在农村，高龄患者多在城市，北方多于南方。越年轻的脑出血患者出血面积越大，治愈率越低。

因此，中年男性应养成定期测量血压的习惯，特别是肥胖或是工作压力比较大的人应每天测量血压，有家族病史的人更应密切注意。

手部按摩自疗

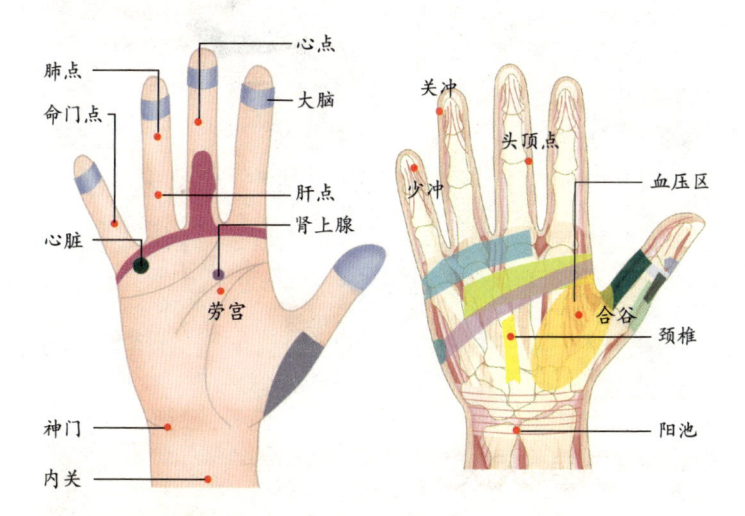

特效穴位

（图示穴位：肺点、心点、大脑、命门点、肝点、心脏、肾上腺、劳宫、神门、内关；关冲、头顶点、少冲、血压区、合谷、颈椎、阳池）

按摩手法

1. 用中指或按摩棒点按内关、合谷、阳池穴各2～3分钟，力度由轻到重（图①、图②）。
2. 用拇指指腹按揉大脑反射区3～5分钟。
3. 用按摩器具点按头顶点、命门点、肝点、心点、肺点各1～2分钟，以患者局部有酸胀感为佳（图③）。
4. 用食指或拇指点揉或点按劳宫、神门、少冲、关冲等穴各3～5分钟，注意力度要适中（图④）。

5.用拇指指腹按揉肾上腺、心脏反射区各3~5分钟。
6.用食指刮压血压区、颈椎反射区各3~5分钟。

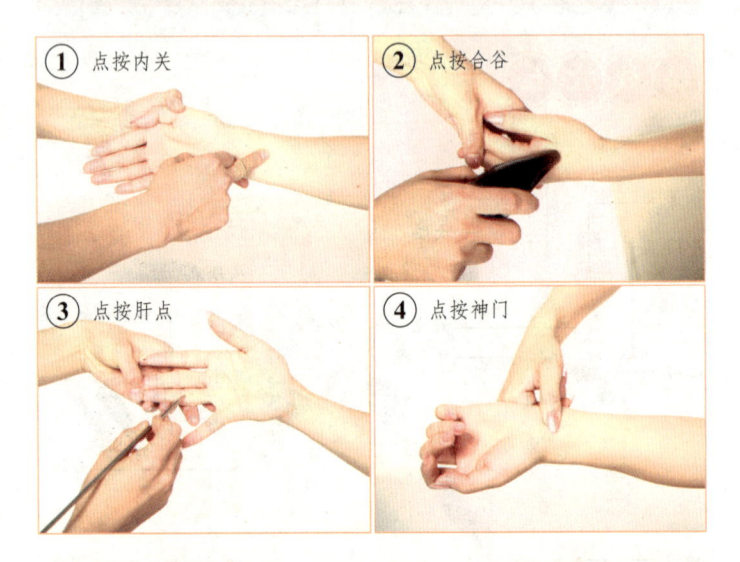

① 点按内关

② 点按合谷

③ 点按肝点

④ 点按神门

国医小课堂

　　人的手掌有三大掌褶纹，即天纹、人纹、地纹，而掌褶纹会根据人体的状况发生变化，在有病邪侵入人体时会出现一些异形纹。通过这些变化，我们可以预知疾病的发生。

　　天纹、人纹呈赤红色并干枯者易患高血压；天纹的无名指指根段有障碍线纵切者，易患高血压；三大掌纹出现毛刷状纹者，易患高血压；天纹某一段呈青紫色、纹理散乱、幅度变宽或呈链状者，易患高血压。

足部按摩自疗

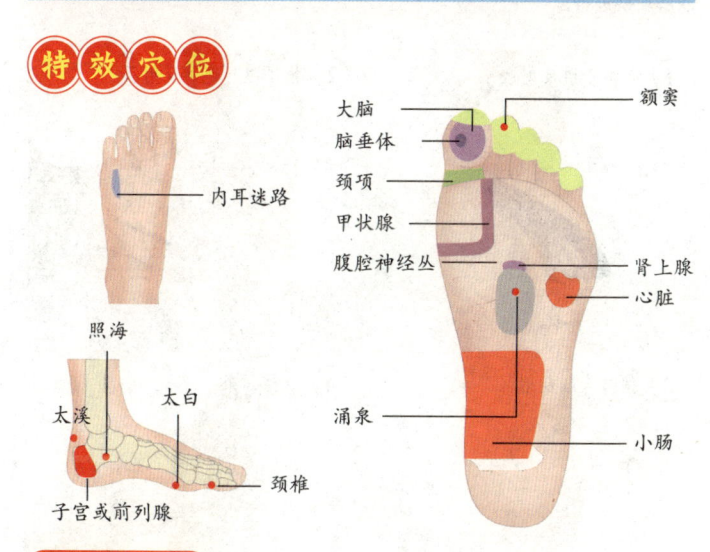

特效穴位

（足部反射区标注：内耳迷路、大脑、脑垂体、颈项、甲状腺、腹腔神经丛、额窦、肾上腺、心脏、涌泉、小肠；足内侧：照海、太白、太溪、子宫或前列腺、颈椎）

按摩手法

1. 单食指扣拳法按揉位于足部的甲状腺反射区72次，注意手法要稍用力，以患者感到酸痛为宜。
2. 用按摩棒点按额窦、心脏、肾上腺等反射区各30次，力度由轻到重，逐渐加大（图①）。
3. 捏指法推压位于足部的颈项、颈椎等反射区各48次。
4. 按摩者用拇指推压位于足部的内耳迷路、子宫或前列腺等反射区各50次（图②）。
5. 单食指扣拳法按揉位于足部的大脑、脑垂体、小肠等反射区各50次（图③）。
6. 用拇指或按摩棒点揉涌泉穴3～5分钟，注意用力稍重，以被按摩者感觉酸痛为宜（图④）。

7.用食指或拇指按揉太溪、照海、太白3~5分钟,注意力度要适中。

8.双指扣拳,刮压足部的腹腔神经丛反射区50~100次,注意力度要适中,双脚轮换进行。

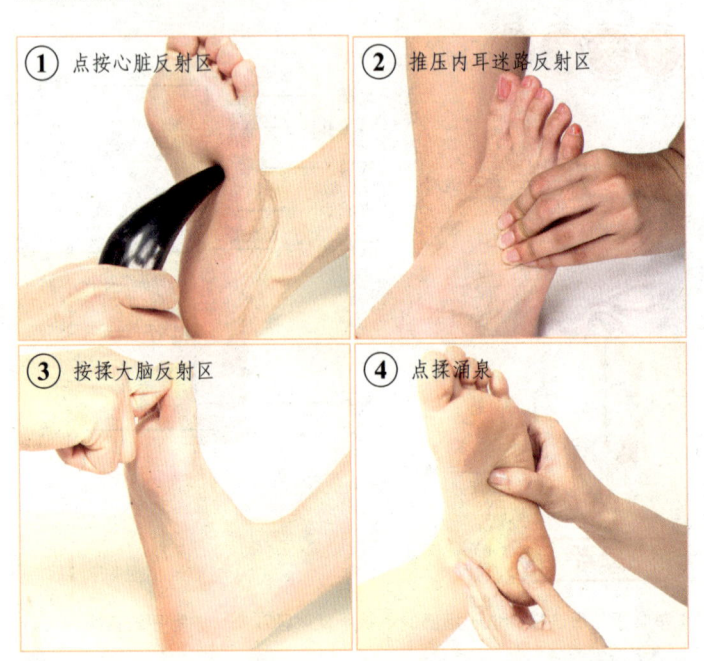

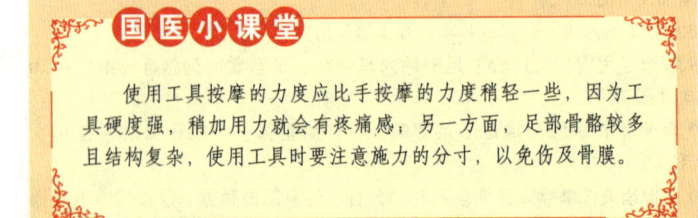

① 点按心脏反射区

② 推压内耳迷路反射区

③ 按揉大脑反射区

④ 点揉涌泉

国医小课堂

使用工具按摩的力度应比手按摩的力度稍轻一些,因为工具硬度强,稍加用力就会有疼痛感;另一方面,足部骨骼较多且结构复杂,使用工具时要注意施力的分寸,以免伤及骨膜。

头面部按摩自疗

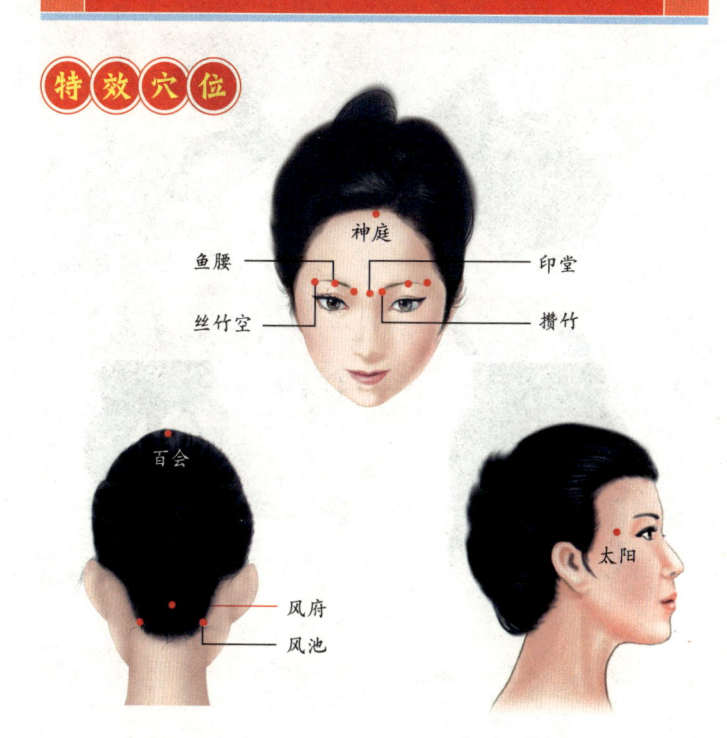

特效穴位

（图中标注：神庭、鱼腰、印堂、丝竹空、攒竹、百会、风府、风池、太阳）

按摩手法

1. 两手手指弯曲，用指甲梳头，从头正中向左右两侧分梳，左右各10次。再用拇指指腹按揉百会穴10次（图①）。
2. 双手拇指侧缘交替推印堂至神庭10次（图②）。
3. 用双手拇指指螺纹面分推攒竹，经鱼腰、丝竹空至太阳穴，然后按揉太阳穴5次，再用两拇指从太阳穴处开始沿耳后至风池穴点揉，如此按摩10

次，力度由轻到重，逐渐加大（图③、图④）。

4.双手拇指交替按揉风府穴各10次。

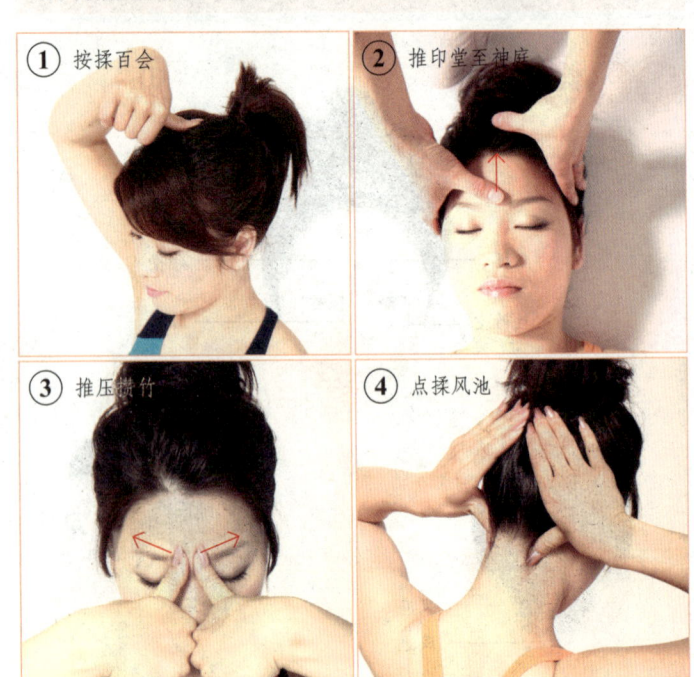

① 按揉百会

② 推印堂至神庭

③ 推压攒竹

④ 点揉风池

国医小课堂

　　头面部按摩以有发热感为佳，这样不仅可以促进头面部的血液循环，给面部带来充足的营养，而且能对高血压的辅助治疗起到比较显著的疗效。

耳部按摩自疗

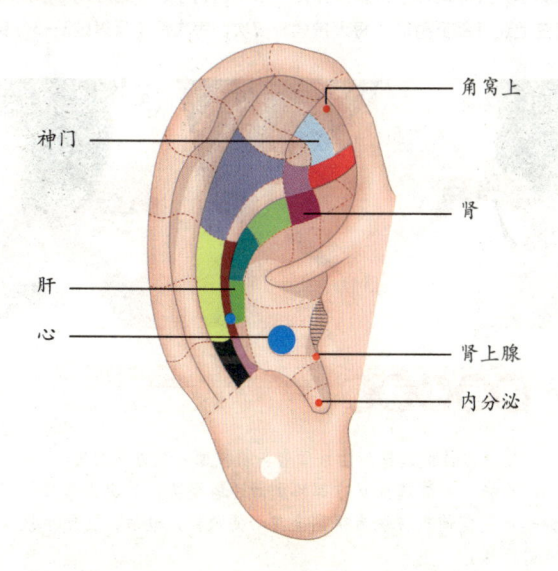

特效穴位

角窝上
神门
肾
肝
心
肾上腺
内分泌

国医小课堂

引发高血压的因素很多,每位患者的个体差异也很大,因此在进行耳部按摩的时候,要根据每位高血压患者的具体病情施以不同的按摩方法和按摩强度。

按摩手法

1. 双手点掐或点揉角窝上、肾、心、肝、神门、肾上腺、内分泌等反射区各10次，以患者能耐受为宜（图①、图②、图③）。
2. 双手拇指自上而下揉按耳背5～10次，揉至红润为止。
3. 把小颗粒状药物或种子，如六神丸、王不留行子、莱菔子等，用小块橡皮膏固定在上述耳部反射区，每天按揉5～7次，每次每个反射区2～3分钟。

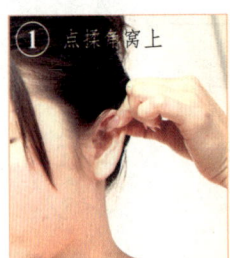

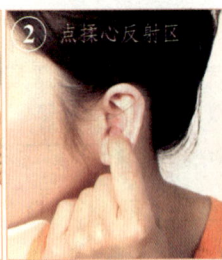

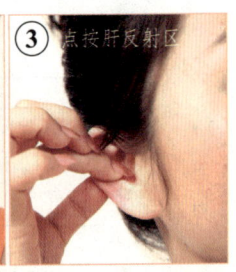

① 点揉角窝上
② 点揉心反射区
③ 点按肝反射区

国医小课堂

按摩体位的选择应由按摩者与被按摩者双方来决定。

首先，应该选择双方都感到舒适的姿势。其次，选择的姿势一定要能使被按摩者得到全身心的放松；最后，要便于按摩者进行操作。

所选的按摩姿势还应根据年龄和性别而有差异，如老年人以及身体条件比较差的人，比较适宜采取卧位。

如果进行头部按摩、颈部按摩、耳部按摩，应选择有靠背的坐位。

进行自我按摩时，一定要选择一个自己容易施力的姿势，以免伤到自己。

第三节 刮痧

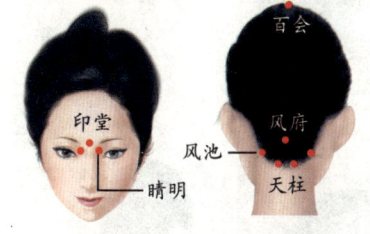

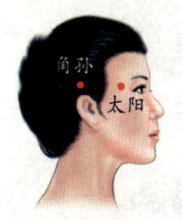

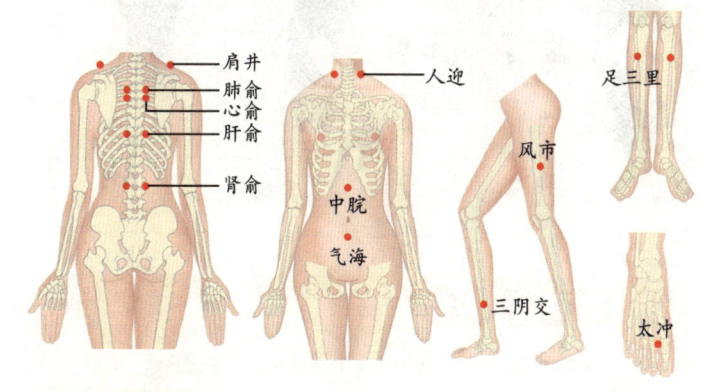

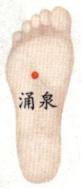

刮痧部位

（穴位标注：印堂、睛明、百会、风府、风池、天柱、角孙、太阳、涌泉、肩井、肺俞、心俞、肝俞、肾俞、人迎、中脘、气海、风市、三阴交、足三里、太冲）

操作方法

1.患者取坐位，施术者手持刮痧板（或相关刮痧器具）刮位于头部的百会、风池、印堂、睛明、角孙、太阳、风府、天柱各穴，每个穴位刮20～30次

(图①~图④)。

2. 按照从上到下的顺序，对人迎、肩井、心俞、肺俞、肝俞、中脘、肾俞、气海、风市、足三里、三阴交、太冲、涌泉等穴进行刮拭，注意用力要均匀、适中，由轻到重，以患者耐受或刮出紫黑色的痧点为宜（图⑤、图⑥）。

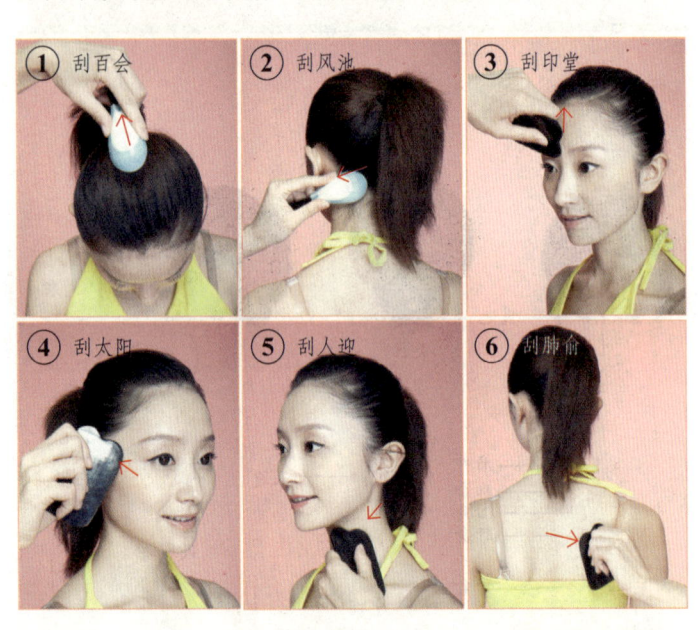

① 刮百会　② 刮风池　③ 刮印堂
④ 刮太阳　⑤ 刮人迎　⑥ 刮肺俞

国医小课堂

刮痧疗法对高血压的治疗有很好的效果。专家提醒，刮痧要长期坚持下去。另外，在进行刮痧的同时，也不要放弃药物治疗，只有中西医结合，才能收到更为显著的疗效。

第四节 拔罐

中医认为，拔罐疗法有降低高血压的疗效，尤其对于原发性高血压有显著的治疗效果。因此，可以将此方法作为治疗高血压的辅助手段。

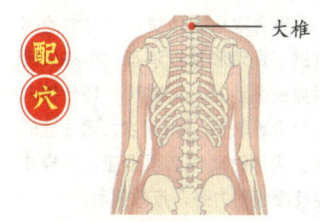

配穴：大椎

配穴：肝俞

操作方法

患者取卧位，对穴位进行润滑和常规消毒，然后用针在大椎上横刺长度约5毫米，以少量渗出血为宜，右手拿火罐迅速送往大椎处，留罐10分钟左右。每周1次。

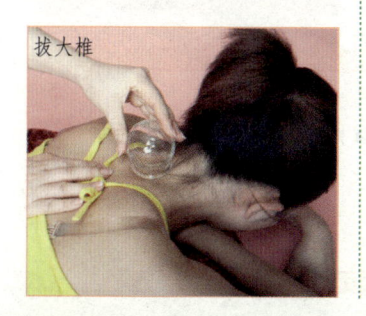

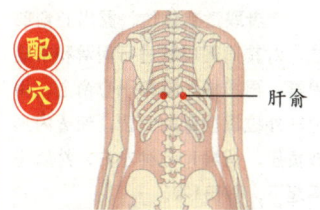

操作方法

患者取适宜体位，施术者选取大小适宜的气罐，将罐扣于患者肝俞上，稍微用力往外拉罐顶部的气管，使罐内形成负压，留罐15分钟左右。每日1次或隔日1次。

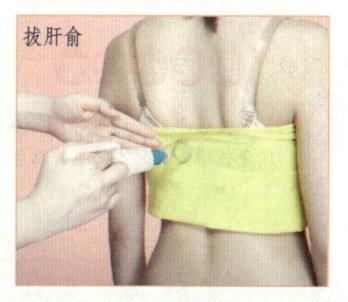

拔大椎

拔肝俞

配穴

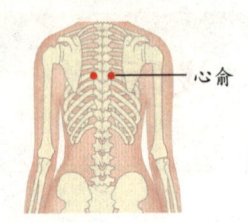

心俞

配穴

曲池

操作方法

患者取适宜体位，露出心俞部位，对其周围皮肤进行润滑和常规消毒，再将抽气罐扣于心俞上，用力往外拉罐顶部的气管，使罐内形成负压。留罐15分钟左右，然后将罐起下。隔日1次。

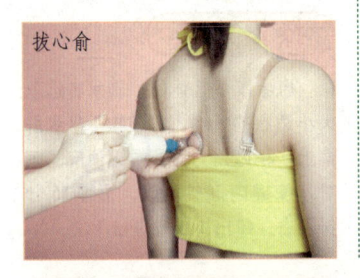

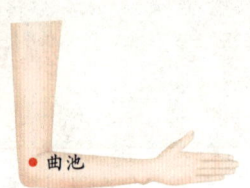

操作方法

患者取适宜体位，并对曲池部位进行润滑和常规消毒，再将火罐吸拔在曲池上，留罐10~15分钟，然后将罐取下，隔日1次。需注意的是，操作时动作必须迅速，这样才能使罐吸附力强，疗效显著。

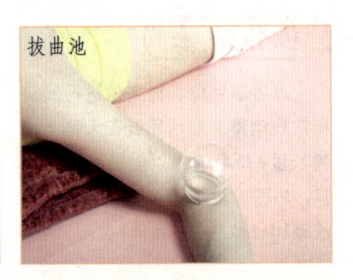

拔心俞

拔曲池

国医小课堂

拔罐之前一定要仔细检查罐具是否有裂痕、破损等情况，以免拔罐时引起不必要的麻烦。

第四章 拔罐疗法

高血脂的按摩、刮痧、

高血脂疾病的预防以及治疗同样可以通过按摩、刮痧、拔罐来实现。这种自疗方式既简单易行，又没有任何副作用，可谓"绿色疗法"。只要按照本章内容的介绍，在相关的穴位以及反射区进行操作，就可以成为自己的合格医师。

第一节 高血脂的发病原理及预防

现代医学认为，血液中的胆固醇、甘油三酯过高或高密度脂蛋白胆固醇过低都属于高血脂的范畴。高血脂是一种全身性疾病，也是现代社会中常见的一种病症，与日常饮食中过量摄入高热量食物、缺乏运动等因素密切相关。

发病原理

根据病因不同，高血脂可分为两大类，即原发性高血脂和继发性高血脂。原发性高血脂与个体的遗传基因有很大的关系，而继发性高血脂则与人们日常的饮食习惯等多方面因素有关。

众所周知，要维持人体各项机能的正常功能，需要糖类、脂肪以及蛋白质这三大营养素的合理供给以及正常代谢。由于饮食不规律、缺乏体育运动，人体源源不断地摄入大量的营养，很容易造成代谢缓慢、代谢功能障碍等情况，导致大量的营养物质转化为脂肪储存在体内，时间一长，就会引起肥胖，从而引发高血脂。

预防措施

□合理饮食、控制体重

饮食不当是引起高血脂的主要原因之一。因此，要想预防高血脂，首先应适当控制进食量，特别是对那些高脂肪及高糖类食物的摄入量要严格控制。如果觉得自己的控制力比较差，可以用一些小窍门来强迫自己远离这些食品。例如，在吃零食的时候，直接从包装袋里拿着吃，通常很难知道自己到底吃了多少，很容易食用过量。但是如果把零食倒出来放在小盘子里，就会对自己的进食量有一个清醒的认识，从而提醒自己控制进食量。

此外，还应对饮食习惯等加以调整。例如，放慢进食的速度，做到细嚼慢咽，以养成良好的进食习惯；多吃富含维生素以及膳食纤维的蔬菜和水果，以增加饱腹感；肉类只吃瘦肉部分，不要吃鸡肉或鸭肉的外皮；尽量食用全麦制品或全谷类主食，每顿饭只吃到七、八分饱等。

加强运动

运动对于高血脂的预防是非常有效的。在运动方式上，尽可能选择自己喜欢的运动方式。例如，可以与家人或朋友一起打乒乓球、篮球、网球、羽毛球、高尔夫球，也可以玩保龄球或只是单纯地散步、慢跑等。

运动不仅可以在专门的运动场地上进行，也可以随时随地进行，例如，在家做家务、逛商场、种植花卉等都是不错的选择。只要可以消耗一定能量、达到强身健体的目的即可。

另外，在运动的强度和时间方面，要根据自己的体质和运动项目来综合考虑，以不超过自己的耐受度及不打乱已有的生活节奏为宜。例如，体质较好的年轻人可以选择一些运动强度较大的项目，而中老年人可选择运动强度较小的运动项目。以每天运动1~2小时为好。

→经常运动可以起到预防高血脂的作用。

第二节　按摩

身体按摩自疗

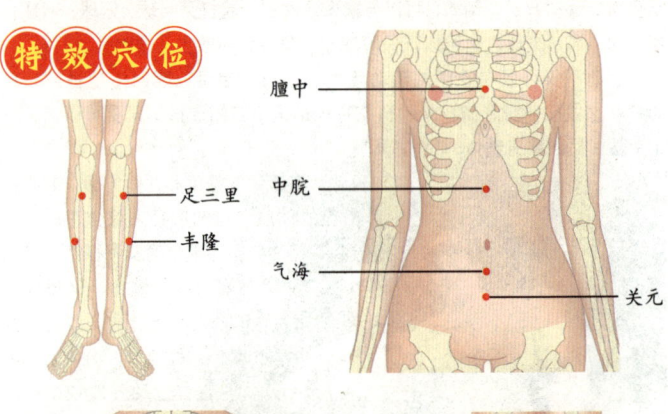

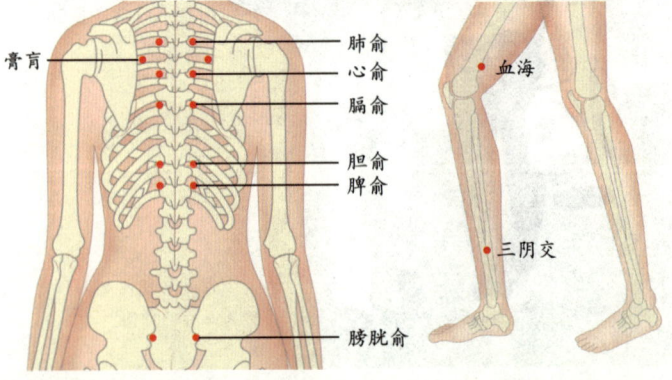

特效穴位

- 足三里
- 丰隆
- 膻中
- 中脘
- 气海
- 关元
- 膏肓
- 肺俞
- 心俞
- 膈俞
- 胆俞
- 脾俞
- 膀胱俞
- 血海
- 三阴交

按摩手法

1. 用拇指指腹按压中脘，力度稍轻（图①）。
2. 用双手手指指端按揉气海，做环状运动。力度适中，可反复操作（图②）。
3. 用双手手指指腹用力按压足三里，或手掌打开，握住腿部，用拇指按压此穴，力度可稍大一些。每日2次，每次5分钟（图③）。
4. 用拇指指腹用力按压三阴交，每日2次，每次5分钟左右（图④）。
5. 以左手中指揉按右侧膏肓约1分钟，再换右手中指揉按左侧膏肓1分钟，双手交替按摩。
6. 用拇指揉按血海约3分钟，力度适中。
7. 用拇指或中指按揉丰隆约3分钟，力度稍大些，可反复进行。
8. 以左手拇指揉按右侧心俞约1分钟，再换右手拇指揉按左侧心俞1分钟。
9. 以左手拇指揉按右侧胆俞约1分半钟，再换右手拇指揉按左侧胆俞1分半钟。
10. 以双手拇指在脾俞上转圈按揉50~100次（图⑤）。
11. 手掌贴在脾俞两侧，在脾俞与膀胱俞之间来回摩擦5~7次。

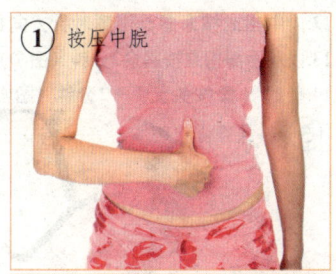

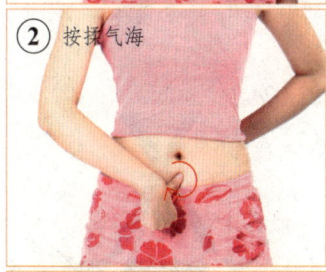

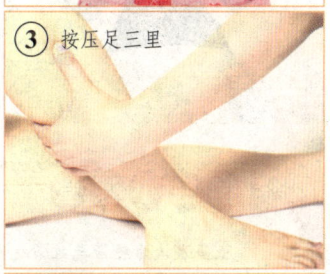

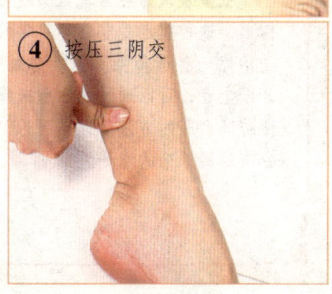

① 按压中脘

② 按揉气海

③ 按压足三里

④ 按压三阴交

12. 以中指或按摩器具沿顺时针方向揉按膻中2～5分钟（图⑥）。
13. 以双手拇指点按膈俞2分钟（图⑦）。
14. 顺时针揉按关元1～2分钟（图⑧）。

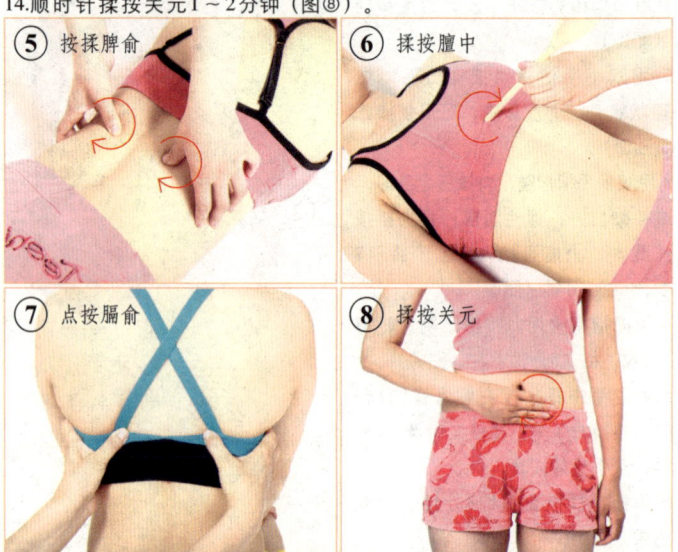

⑤ 按揉脾俞

⑥ 揉按膻中

⑦ 点按膈俞

⑧ 揉按关元

国医小课堂

很多人认为经常洗血脂就可以达到预防高血脂的目的。专家指出，这种观点是非常不科学的。在临床中，洗血脂的目的主要是治疗一些遗传性、恶性高血脂。例如，胆固醇高达500毫克/升以上者，可以通过洗血脂来降低血液浓度。但这绝对不是用来预防高血脂的方法。这是因为，在进行洗血脂15天之后，血脂就会恢复到原来的水平。

手部按摩自疗

特效穴位

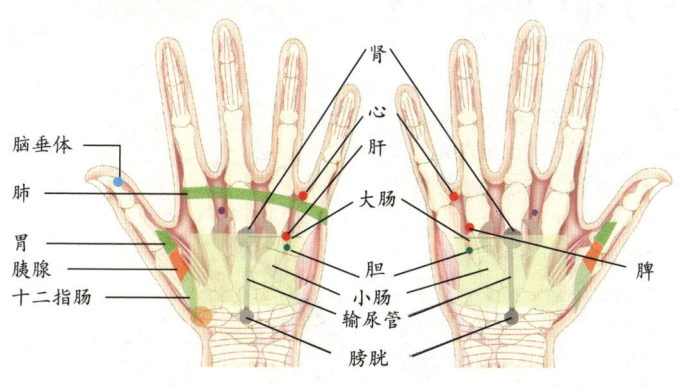

左手掌：脑垂体、肺、胃、胰腺、十二指肠、肾、心、肝、大肠、胆、小肠、输尿管、膀胱

右手掌：脾

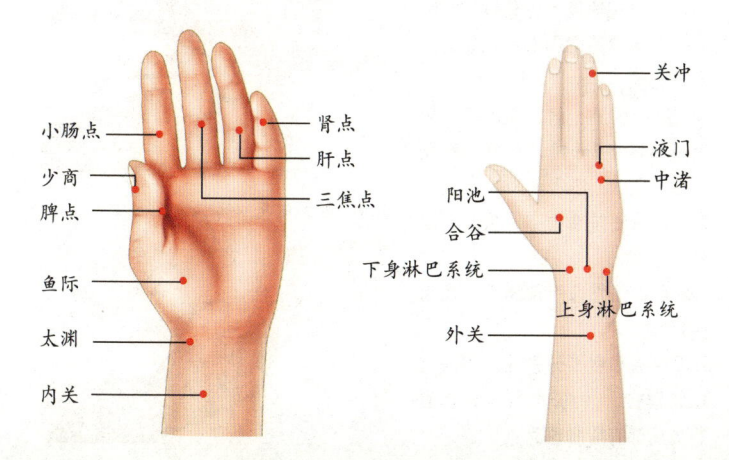

小肠点、少商、脾点、鱼际、太渊、内关、肾点、肝点、三焦点

关冲、液门、中渚、阳池、合谷、下身淋巴系统、上身淋巴系统、外关

按摩手法

1. 按摩者洗净双手，用拇指端或牙签后端点按手部的中渚、液门、关冲、阳池、内关等穴，每个穴位点按2～3分钟，力度适中，以患者感觉局部有胀痛感为宜（图①）。

2. 用按摩棒点按脾点、肾点、三焦点、肝点、小肠点等，每点2～3分钟，以患者感觉局部有热胀感为宜（图②）。

3. 按摩者选择性点按或推按患者的肾、输尿管、膀胱、垂体、十二指肠、小肠、大肠、上下身淋巴等反射区，各反射区点按或推按1～2分钟，以患者可以耐受为度，推按速度为每分钟30～60次，至患者感觉局部有明显的酸胀感为佳。

4. 按揉心、肺、脾、胃、肝、胆等反射区各2分钟，按摩后缓慢放松（图③、图④）。

5. 用点按法按摩少商、鱼际、太渊各1分钟。

6. 用点掐法按摩手部胰腺等反射区1分钟。

7. 用拇指和食指分别在合谷穴上松紧捏按，各约3分钟，以患者感觉局部有酸胀感为宜。

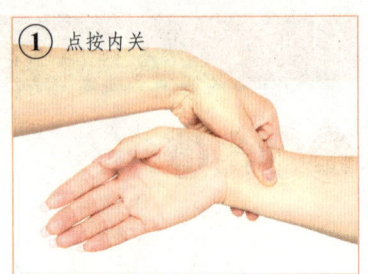

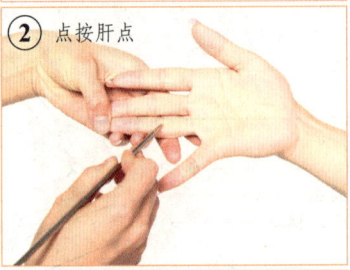

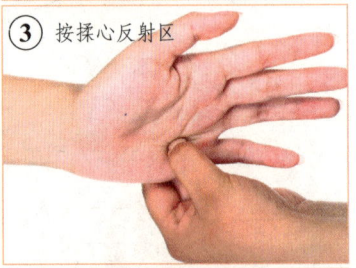

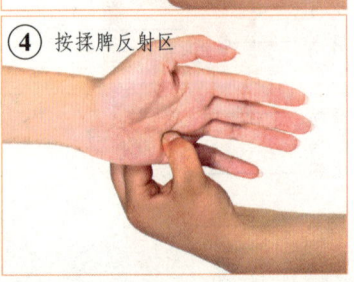

① 点按内关

② 点按肝点

③ 按揉心反射区

④ 按揉脾反射区

足部按摩自疗

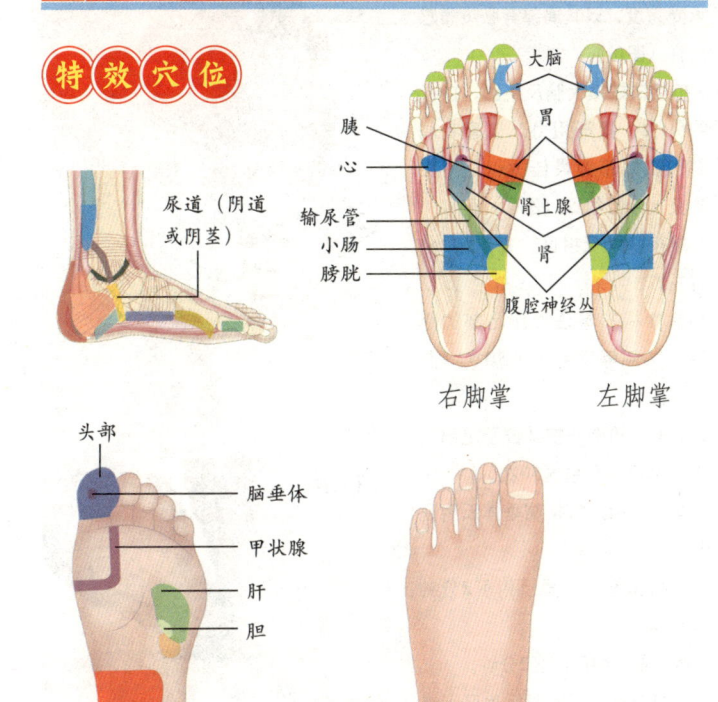

特效穴位

右脚掌 左脚掌

标注：大脑、胃、胰、心、肾上腺、输尿管、小肠、肾、膀胱、腹腔神经丛、尿道（阴道或阴茎）

头部、脑垂体、甲状腺、肝、胆

上身淋巴腺

按摩手法

1.单食指扣拳法推压尿道等反射区，每次推压20~30次，逐渐用力，以患者感觉局部有酸痛感为宜。

2.拇指指腹推揉肾反射区，每次推揉30次，按摩力度以患者可以承受为度，以其局部有胀热痛感为宜（图①）。

3.扣指法按揉大脑反射区，按揉约50次，逐渐用力，以患者局部有胀痛感为最佳。也可用艾条灸这个反射区（图②）。

4.推按膀胱反射区，每次推2分钟左右。

5.单食指扣拳法推压足部的小肠、头部等反射区各50次（图③、图④）。

6.单食指扣拳法按揉位于足部的上身淋巴腺反射区50次。

7.握足扣指法按揉脑垂体反射区30次（图⑤）。

8.单指扣拳按压胃反射区2分钟（图⑥）。

9.按压肾上腺反射区2分钟。

10.以J形推按甲状腺反射区，左右脚各5分钟（图⑦）。

11.用力揉压位于脚部的肝反射区30～60秒（图⑧）。

12.以顺时针或逆时针方向，按揉胰反射区30～60秒（图⑨）。

13.用力揉按位于脚部的胆反射区30～60秒，力度由轻到重，逐渐

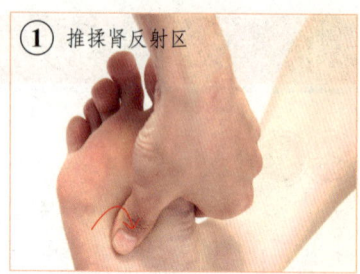

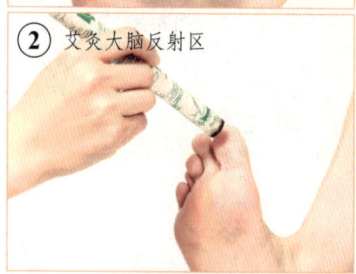

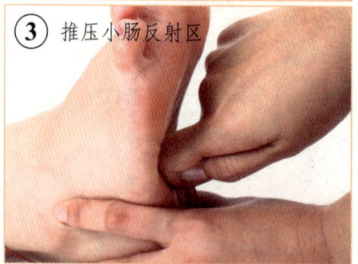

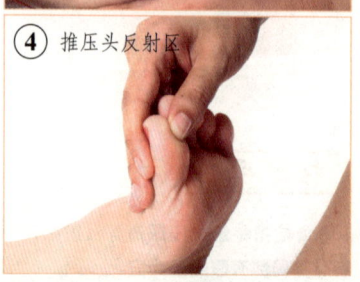

① 推揉肾反射区

② 艾灸大脑反射区

③ 推压小肠反射区

④ 推压头反射区

加大，以患者局部有胀热感为最佳。

14.推压位于两足底的输尿管反射区1分钟，手法要由轻到重，力度要均匀，以患者可耐受为宜。

15.按摩者沿顺时针方向揉按患者位于足底部的心反射区1分钟，力度适中，施力要均匀柔和，以患者可耐受为宜。

16.用牙签束点按腹腔神经丛反射区2分钟，力度不可过大且要均匀、柔和，不可忽大忽小，直到患者感到微痛（图⑩）。

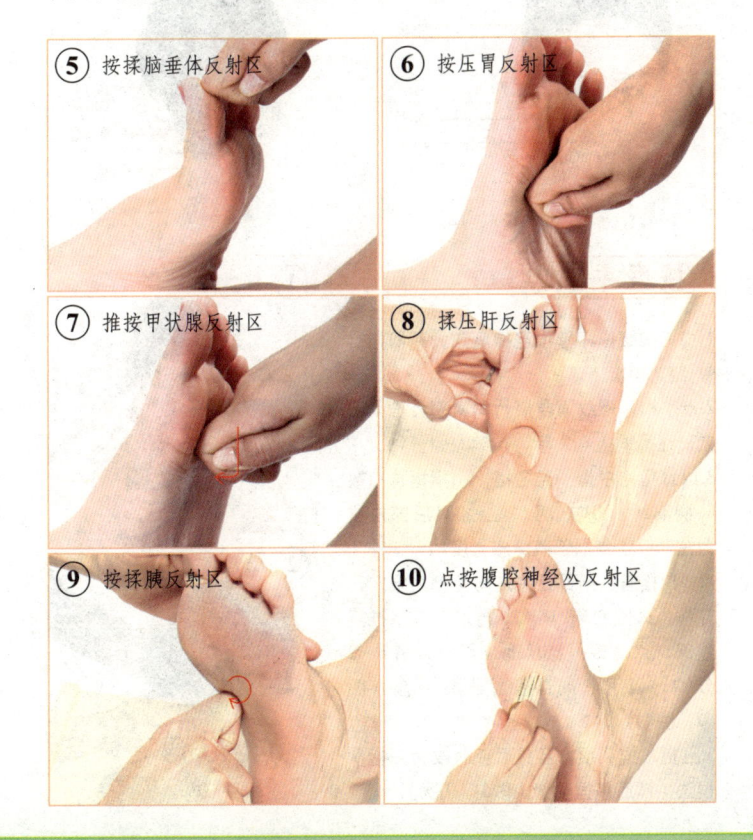

⑤ 按揉脑垂体反射区

⑥ 按压胃反射区

⑦ 推按甲状腺反射区

⑧ 揉压肝反射区

⑨ 按揉胰反射区

⑩ 点按腹腔神经丛反射区

头面部按摩自疗

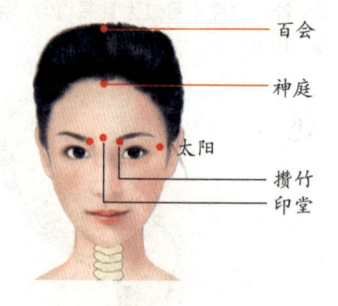

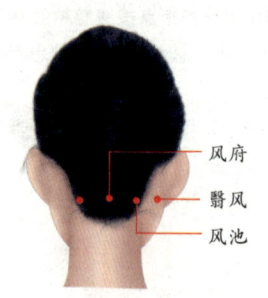

特效穴位

百会
神庭
太阳
攒竹
印堂
风府
翳风
风池

按摩手法

1. 拇指指腹由印堂推至神庭穴，两拇指交替推按30次。
2. 双手拇指螺纹面自攒竹向两侧分推太阳穴，逐渐向上至发际，持续2~4分钟。
3. 以食指、中指、无名指、小指指端扫散头侧部20~30次，以耳上和耳后部穴位为主，以达到局部微痛感为度。
4. 食指指腹从前额正中抹向两侧太阳穴，并按揉太阳穴5~10次，再沿耳后下推至颈部，点揉翳风、风池、风府穴各1~2分钟，以患者局部有酸胀感为宜（图①、图②）。
5. 五指拿捏头顶，至头后部时改为三指拿捏法，然后拿捏项部，做5~10次。

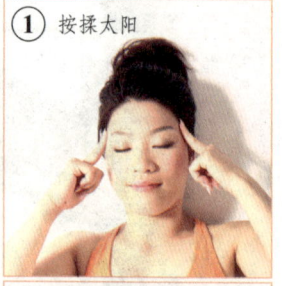

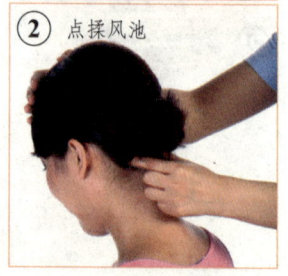

① 按揉太阳

② 点揉风池

耳部按摩自疗

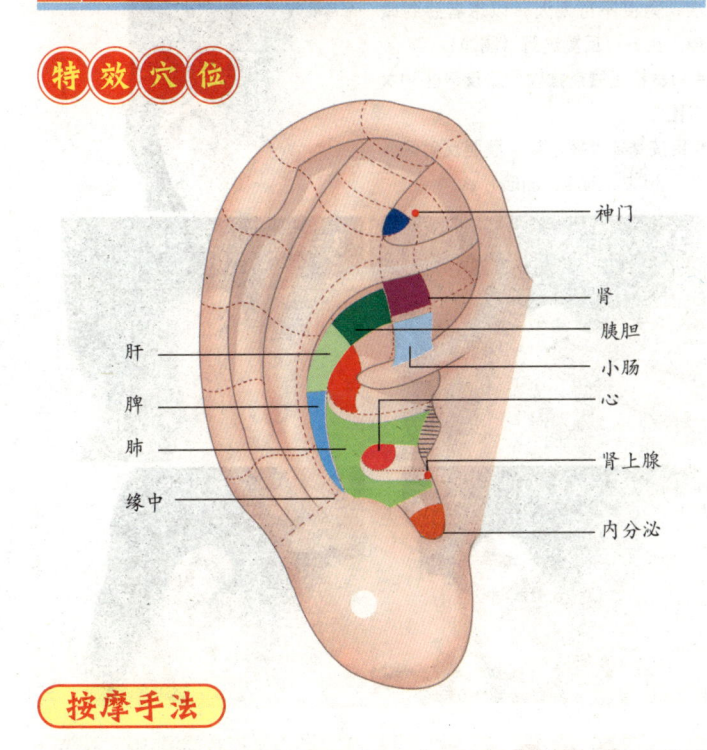

特效穴位

神门
肾
胰胆
小肠
心
肾上腺
内分泌
肝
脾
肺
缘中

按摩手法

1. 取肝、胰胆、肾、脾、内分泌、神门、肺、小肠、肾上腺、缘中、皮质下、心等反射区。

2. 每次从上述反射区中取2～4个，将王不留行子、绿豆或六神丸1粒，置于0.5厘米×0.5厘米的方形胶布上，贴敷于各反射区处，用食指、拇指捻压至酸沉麻木或疼痛为佳，每日按揉4～6次。每次贴一侧耳，两耳交替，每次贴敷2天，每周贴敷2次，10次为一疗程。疗程间隔5～7天。按揉时应轻柔，如皮肤敏感或正值夏季，可适当缩短贴压时间，以免损伤皮肤（图①）。

3.用手持牙签点按神门反射区20~30次，力度不可太大，以患者感到微痛为止，可反复进行（图②）。

4.用食指指腹点揉内分泌反射区30次（图③）。

5.用按摩棒点按小肠、胰胆反射区各20~30次（图④、图⑤）。

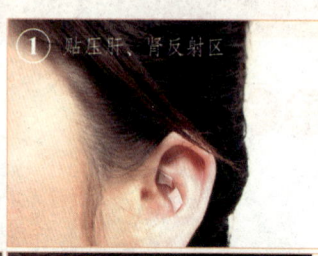

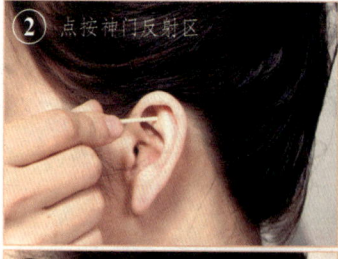

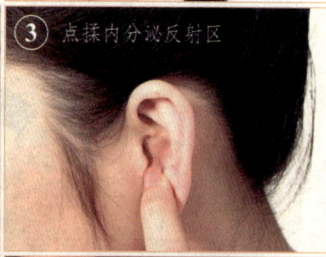

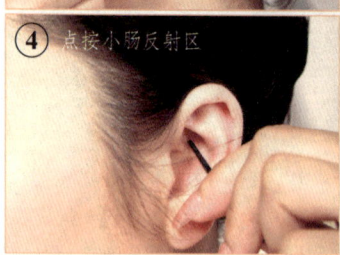

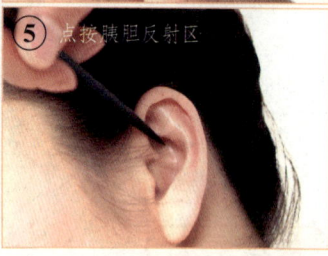

① 贴压肝、肾反射区

② 点按神门反射区

③ 点揉内分泌反射区

④ 点按小肠反射区

⑤ 点按胰胆反射区

国医小课堂

患有严重器质性疾病以及伴有高度贫血者不宜进行耳部按摩；外耳患有显著炎症时也不宜进行耳部按摩。

第三节 刮痧

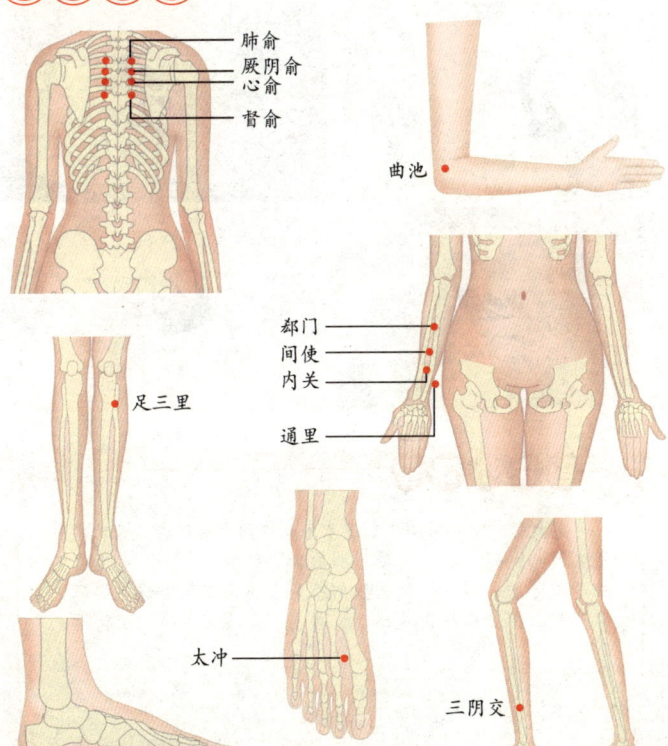

刮痧部位

- 肺俞
- 厥阴俞
- 心俞
- 督俞
- 曲池
- 郄门
- 间使
- 内关
- 通里
- 足三里
- 太冲
- 公孙
- 三阴交

操作方法

患者取坐位，施术者手持刮痧板，先刮背部的肺俞、心俞、督俞、厥阴俞，然后刮手臂部的郄门、间使、内关、通里、曲池，最后刮腿部以及脚部的足三里、三阴交、太冲、公孙。刮痧时要找准穴位点和敏感点，每个穴位可刮4～6条血痕，每条长约4～6厘米，力度要因人而异，以患者能忍受的限度为宜（图①～图④）。

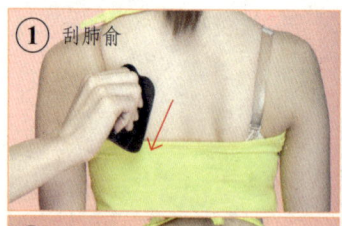

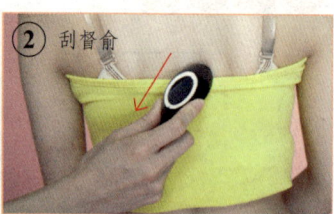

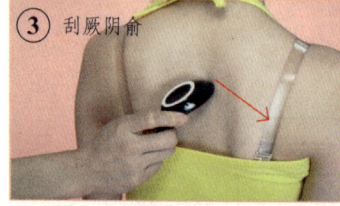

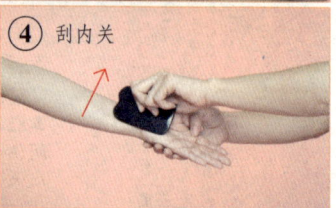

① 刮肺俞

② 刮督俞

③ 刮厥阴俞

④ 刮内关

国医小课堂

高血脂并发心脏病、肝腹水患者慎用刮痧疗法；肾功能衰竭者严禁刮痧；身体出现不明原因浮肿的患者，一定要在详细了解浮肿的原因并在医生的指导下再确定是否适合刮痧；需要刮痧部位如果出现溃烂、损伤，就不宜刮痧，症状消失后才可进行。

第四节　拔罐

拔罐可以调节血液循环和体内新陈代谢，促进人体血液与组织间的物质交换，有效带走体内多余的脂肪，对防治高血脂有很好的效果。

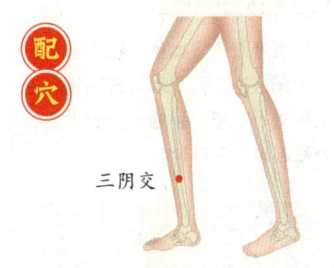

配穴

三阴交

操作方法

患者取仰卧位，施术者对其三阴交周围进行润滑和消毒，选择适宜大小的火罐，迅速扣在三阴交处，留罐10分钟左右，然后起罐。每日1次，或隔日1次。

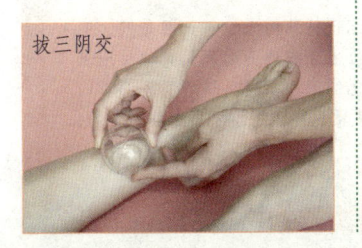

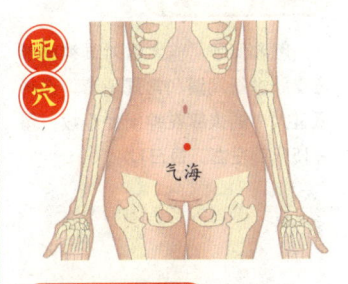

拔三阴交

配穴

气海

操作方法

患者取适宜体位，施术者将罐扣于患者气海穴上，用力往外拉罐顶部的气管，使罐内形成负压，透过抽气罐观察皮肤，以出现潮红或绛红色为度。每日1次。

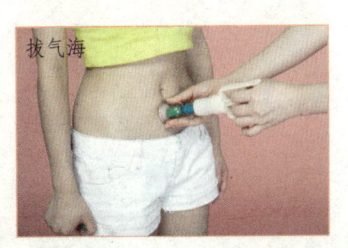

拔气海

配穴

神阙

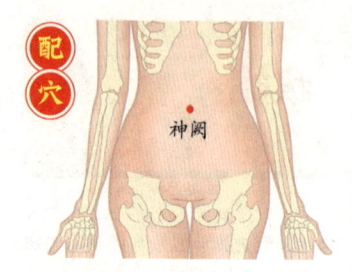

操作方法

患者仰卧，施术者对其神阙部位皮肤进行润滑和常规消毒，选择适宜大小的火罐在神阙处吸拔，留罐15分钟左右。每日1次。

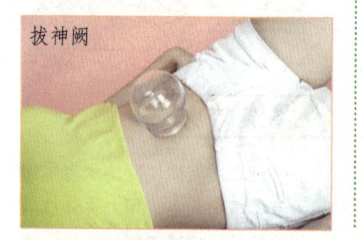

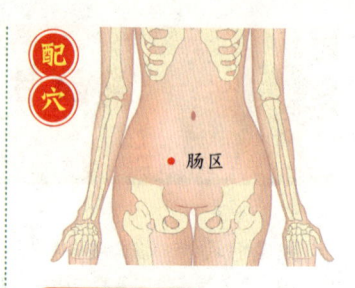

拔神阙

配穴

肠区

操作方法

患者取适宜体位，施术者对患者的肠区进行润滑和常规消毒，在肠区进行拔罐，留罐30分钟左右，然后起罐。每日1次。

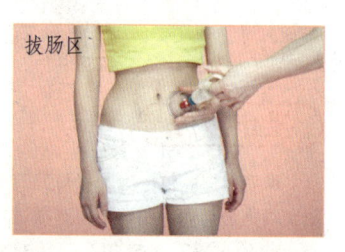

拔肠区

国医小课堂

在人体的穴位中还有一个比较特殊的穴位——阿是穴。它是指没有固定名称、位置，以压痛点或病变局部及其他反应点等作为施术部位的一类腧穴，无固定的归经，随着病症部位的改变而变化，对这类穴位进行拔罐也可达到治疗高血脂的目的。

第五章 专家推荐的其他辅助疗法

对于"三高"的治疗,除了按摩、刮痧、拔罐的自疗方法,专家还特意推荐了一系列其他辅助疗法,如饮食妙方、起居注意事项以及休闲疗法等,让你在居家的日子里就可以轻轻松松将"三高"搞定。

第一节　高血糖的其他辅助疗法

饮食妙方

□三餐应定时定量，不宜三餐并作一餐吃

糖尿病患者每天摄入的总热量不宜过高，其三餐应定时定量。即使一整天的饮食总热量没有超标，但是早餐没吃、午餐简略，晚餐吃得很多，也会导致血糖浓度增高，从而促使胰岛素大量分泌，造成胰岛细胞提前衰竭而诱发糖尿病。对于已经是糖尿病的患者，这样更会影响血糖值的控制状况。

□适量食用高纤维食物

适量食用一些高纤维食物，对预防和治疗糖尿病有很多益处。

◎高纤维食物可通过胃排空、延缓肠转运时间来改变可溶性纤维在肠内形成凝胶，从而使糖的吸收减慢；也可通过减少肠激素（如抑胃肽或胰升糖素）分泌，从而降低对胰岛β细胞的刺激，减少胰岛素释放，增高周围胰岛素受体敏感性，使葡萄糖代谢加强。

◎高纤维食物使Ⅰ型糖尿病患者单核细胞上胰岛素受体结合增加，从而节省胰岛素的需要量。

由此可见，糖尿病患者食用高纤维食物，可有效改善高血糖、减少胰岛素和口服降糖药物的服用剂量。

□巧妙增加饱腹感

糖尿病患者因要限制热量的摄入，经常会感到肚子饿。但如果用点心思的话，就可以轻松增加饱腹感。例如，吃东西时细嚼慢咽，这样可以刺激"饱足中枢"，即使没有吃下很多东西，也能产生饱腹感。

起居注意

□ 穿衣要舒适、得体

糖尿病患者的衣着不仅要美观、大方，更要舒适、合体、可御寒。也就是说，糖尿病患者无论戴帽子、穿衣服，还是穿鞋子，都要符合自身形体的需要。比如，衣服不可过于宽大，否则衣不着体，就容易导致风寒；衣服不宜过于窄小，因为紧衣窄裤往往会妨碍血液运行。

糖尿病患者选择衣着除了要考虑衣服的大小、肥瘦、质感、厚薄、款式、面料等，还要兼顾到生理卫生、体育运动等各方面的要求。

糖尿病患者要根据四季气候的变化而增减衣服，尤其是在寒冷的季节，一定要注意保暖。一旦受凉感冒，病毒借机入侵，就可能造成病毒感染，从而诱发糖尿病。因此，避免感染对于预防糖尿病，特别是 I 型糖尿病是有益的。现实中，一些人为了追求时髦，寒冷的冬季也穿着单薄的衣服，这无异于给病毒侵入打开了方便之门。

最后，衣服要保持清洁卫生。人的皮肤是机体的保护屏障，可以有效阻止病原体入侵。如果个人卫生习惯不好，穿的衣服不干净，就会积聚大量病原体，紧贴衣服的皮肤就成为病原体进入机体的通道，导致病毒感染，加重病情。

□ 穿适合自己的鞋袜

糖尿病患者易发生足病和下肢溃疡等并发症，因此要注意足部和下肢的保健。有些女性糖尿病患者，在天冷时仍然穿长筒袜，这极易导致下肢和足部溃烂。糖尿病患者在血糖没有控制达标的情况下，糖尿病病足的发展也可能会危及生命。还有的患者喜欢穿高跟鞋、高帮鞋，这也是不可取的。由于糖尿病容易引发肢体远端的血液循环不良和末梢神经炎及足部感染，这些鞋袜不利于血液循环，容易加重病情或发生感染。

所以，糖尿病患者不要长时间穿高跟鞋、高帮鞋，所穿的鞋要大小合适，穿着舒服，鞋跟高矮要适中，并注意保持鞋子的干燥与清洁。矮跟皮鞋舒适，布鞋透气性好，可以交替穿着。另外，糖尿病患者每次穿鞋前一定要仔细检查鞋子内有无坚硬的异物，以免磨损脚部皮肤导致受伤；不要赤脚穿凉鞋，也不要穿窄小挤脚、硬底硬帮的皮鞋，以免挤压脚部，使血液循环不良。出远门时不要穿新鞋，以防磨坏了脚。最后，糖尿病患者应穿吸水性好、透气性好的棉制袜子，袜口不能太紧，以免影响足部的血液循环，并应每天换洗。

□ 保证充足规律的睡眠

糖尿病患者的睡眠质量将会直接影响病情的控制。可以说，睡眠质量不同，血糖水平也不同，睡眠质量好对于控制血糖非常有好处。高质量的睡眠表现为定时入睡，睡得深而熟，不做噩梦，第二天起来精神好，这样患者的血糖也会平稳。如果患者睡眠不规律，时早时晚，甚至通宵不眠，或者睡不深，时常惊醒，或多做噩梦，血糖往往会升高。

因此，糖尿病患者的睡眠时间应相对固定。一般情况下，糖尿病患者不宜夜间工作，晚间就寝不要太迟，以21点前就寝为好，第二天午间再睡1小时左右效果更佳。但上述时间不是绝对的，可以根据糖尿病患者各自的体质和习惯决定，只要不违背充足、规律睡眠的总原则即可。因为睡眠不足和睡眠过度，都会耗伤精气，产生眩晕、头昏、体倦、乏力等不适的感觉。

糖尿病患者睡前不宜多说话，更不要唱歌、跳舞或与家人激烈争论，因为恼怒、思虑、悲愤、大喜等情绪都会影响入睡。就寝前可缓慢散步片刻，或做叩齿、咽唾等集中意念的动作，使情绪平和，身心放松，这样有利于入睡。睡眠差的患者，临睡前往往有紧张的心理，害怕晚上又不能入睡。有这样心理的患者，更应在心理上放松，并且应该想着今晚就是通宵睡不着也无妨，或许反而会有良好的睡眠。

→糖尿病患者要保证良好的睡眠。

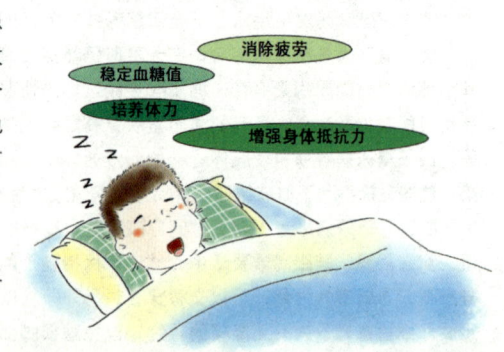

休闲疗法

热砂疗法

以天然热砂外用促进人体某些疾病康复的方法，称为热砂疗法，简称砂疗。它具有日光疗法、空气疗法、热疗与局部按摩疗法及磁疗的综合作用，通过活血化淤、除湿通络、扶助正气而促进疾病康复。

当糖尿病患者出现风湿痹痛、筋骨肘肩麻木疼痛、腰痛、皮肤病及脾胃虚弱时，可应用砂疗。由于砂疗属于热疗，凡肝阳上亢、阴虚火旺、心悸怔忡者忌用，以免病情加重。另外，低血糖、皮肤溃烂者忌用。需要注意的是，砂疗后应注意皮肤卫生，以免感染。

舞蹈疗法

舞蹈可使糖尿病患者情绪安定、心情舒畅，缓解工作和生活中的紧张、焦虑和激动的情绪，使大脑皮质、血管运动等神经中枢功能失调的症状得以缓解，从而促使血糖与血压降低。中国民间有秧歌舞、绸舞、剑舞、龙舞、狮子舞、高跷及腰鼓舞等，因此在一个疗程中，舞蹈活动或观赏舞蹈的内容可在同类范围内经常变换，以免单调乏味，但要遵循适合个人需要的原则。舞蹈活动宜在饭后半小时之后进行，过于剧烈的舞蹈则至少应在1小时之后进行。

与此同时，糖尿病患者进行舞蹈疗法的时长要有所控制，宜每天1次，每次30～60分钟。运动量不宜过大，应循序渐进，量力而行。

此外，年老体弱者不宜选用动作幅度过大和节奏过快的舞蹈。

音乐疗法

音乐的节奏、旋律、结构都具有很强的逻辑性，能反映出客观世界运动的一些规律，可以说其是一种情理兼容的艺术形式。它可以驱除人们痛苦和苦闷的情绪，解除社会环境、人际关系引起的紧张、忧虑和不安。音乐不仅能够表达人与人之间的思想感情，陶冶情操，还丰富了人们的生活。

音乐的活动中枢在大脑皮质右侧颞叶。专家指出，轻松、欢快的音乐能促使人体分泌一些有益于健康的激素、酶、乙酰胆碱等活性物质，从而调节血流量和兴奋神经细胞，起到改善人的神经系统、心血管系统、内分泌系统和消化系统功能的作用。

在对糖尿病患者进行饮食控制和药物治疗的同时，应辅以音乐疗法。比如，让糖尿病患者每天听半小时瑜伽音乐、五行音乐，并将音乐的脉冲转换成弱电频刺激患者的足三里、三阴交、胰俞等穴位。11周后，患者的血糖水平、胰岛素用量、情绪障碍改善明显优于单纯药物治疗的患者。这是因为音乐疗法能降低下丘脑和内脏交感神经的紧张度，提高大脑皮质神经细胞兴奋度，从而改善患者的情绪状态，消除外界应激所导致的精神紧张状态，提高应付能力，调节内分泌机制，使血糖下降。

需要注意的是，所选的音乐必须根据患者的年龄、病情、情绪等有所差异。例如，当患者本人感到疲劳时，听一些节奏鲜明、情绪奔放的幻想曲，不仅能帮助大脑休息，还能使大脑迅速恢复清新的感觉；对有厌食症状的糖尿病患者，在其就餐时可播放一些形式简洁、细腻动听的即兴曲。这样既能使患者心平气和地进食，又能增进食欲，增加消化液的分泌，从而利于消化。当糖尿病患者精神不振或闷闷不乐时，不妨试听一些速度较快、富有生气的诙谐曲，或节奏活泼、旋律流畅的圆舞曲，它能帮助患者从压抑的情绪中解脱出来；当患者未老先衰，感叹岁月不饶人时，若能多听一些格调高雅、充满浪漫色彩的夜曲，或旋律优美的船歌，可以让患者感到心神爽朗，促进血脉畅通，焕发青春活力，从而起到降低血糖的作用。

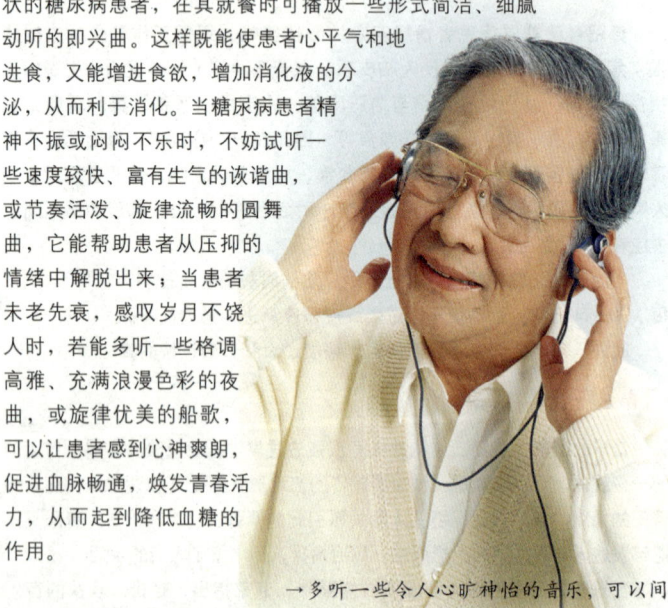

→ 多听一些令人心旷神怡的音乐，可以间接起到降低血糖的作用。

第二节　高血压的其他辅助疗法

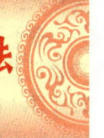

饮食妙方

□减少盐分的摄取

减少盐分的摄入量对于高血压患者来说尤为重要。如果是轻度高血压，只要持续把每天的盐分摄入量控制在6克以下，就有可能让血压回到正常范围。在服用降压药的同时注意盐分的摄入量，还会提高药效。另外，在服药期间，虽然受到气温变化或压力增大的影响后血压也会上升，但只要控制好盐分的摄入量，就可以起到很好的预防作用。

为了减少盐分的摄入量，第一步就要把口味变清淡。平时习惯吃咸、辣的人，开始或许会觉得味道不够，但是要学会转移注意力，比如享受食物本身的美味与香味，慢慢习惯后便会觉得这也是一种享受。

盐分是影响血压的最直接因素之一，但影响的程度也会因人而异。有些人属于"盐分敏感型"，血压容易因盐分的摄入量增多而上升；也有些人属于"盐分不敏感型"，即使摄入过量的盐分，血压也不会发生大的变化。

这并不是说对盐分不敏感的人就不会患高血压，肥胖、压力、饮酒、吸烟等同样可以诱发高血压，因此对盐分不敏感的人因盐分以外的因素而引起高血压时，即使减少盐分摄入量，血压一般也不会下降，治疗起来反而更难。

□适量增加含钾食物的摄入

对于高血压患者来说，不仅需要减少盐分的摄入量，也应该摄入必要的能够降低血压、防止动脉粥样硬化的营养物质。

能够预防高血压与动脉粥样硬化的营养物质包括各种维生素、矿物质、植物纤维、蛋白质以及不饱和脂肪酸等。其中，对高血压患者来说，不可缺少的"朋友"就是属于矿物质范畴的钾元素。

钾不仅可以促进体内多余钠的排泄，还能够抑制升压物质儿茶酚胺、血管紧张素的分泌，从而起到预防和治疗高血压的作用。因此，钾可以说是能够从食物中摄入的"自然降压药"。

血压高、过多摄入盐分的人通过有意识地食用含钾量丰富的食物，还能够有效预防高血压的各种并发症。

虽然没有明确规定一天内钾的摄入量为多少，不过与盐分摄入量相比，钾摄入量应该保持在盐分摄入量的1/3。这大约相当于一天要食用蔬菜300克、水果200克、薯类或豆类100克。盐分摄入量越多，就需要食用更多的含钾量丰富的食品，来排泄不必要的盐分。

□ 吃饭宜吃八分饱

高血压患者不宜吃得过饱，一般情况下，吃到八分饱最好。如果摄入过多的食物，特别是高蛋白、高脂肪食品，较难消化，会使腹部胀满不适，膈肌位置升高，增加迷走神经兴奋性，从而影响心脏的正常收缩和舒张；又由于消化食物的需要，饭后全身血液较多地集中在胃肠道，使冠状动脉供血更显不足，进一步加重心肌缺血、缺氧，容易诱发心绞痛、心律失常，甚至发生急性心肌梗死而危及生命。

晚餐过饱时危险性更大，因为入睡后血液的流速较缓慢，如果晚餐摄入脂肪较多，吃得过饱，血脂就会大大升高，极容易沉积在血管上，影响血管弹性，增加高血压、血管硬化病变的程度。所以，高血压患者应采取少食多餐的方法，如每日吃4~5餐，每餐以八分饱为宜。

→吃饭吃八分饱对于血压的控制有很好的助益。

起居注意

☐ 学会自我管理血压和体重

高血压患者应利用电子血压计一天多次自测血压,掌握更多的血压信息,并在医生的指导下随时调整用药品种及剂量,以保持血压长期平稳。

高血压患者家中还应备有一台磅秤,经常称自己的体重有没有增加,如果体重增加,就及时通过控制饮食、运动来减重,不要等体重达90～100千克时再减,那样就很困难了。

☐ 避免长久站立

人体血管的应力反应是有一定限度的,如果一昼夜站立时间超过16小时,动脉血管的应力反应就会加大心脏负荷。人的一生中,这种应力反应的机制是逐渐形成的,与年龄成正比关系。当这种应力反应机制调节功能因长期紧张而发生失控时,就有可能发生高血压。

因此,高血压患者既要每天有一定的运动量,也要保证一定时间的静坐和平卧休息。躺下休息,不仅仅是为了恢复体力和脑力,也是为了让血管张力得到休息。休息时可采用卧位,哪怕是5～10分钟也是有益的。坐位时可把双腿抬高,以增加回心血量,每次15～20分钟,这对长期从事站立或行走工作的高血压患者很有好处。

→高血压患者应学会自我管理血压

☐ 养成良好的生活习惯

良好的生活习惯是保持健康、防治高血压必不可少的重要条件。所以,高血压患者应做到每天定时起床,定时用餐,定时工作和学习,定时锻炼,定时排便,定时洗澡,定时睡眠，把生活安排得井井有条，使人生气勃勃，充满生活的乐趣，精神饱满地工作和学习。

◎**根据不同的季节调整睡眠时间**。春天需要晚睡早起，外出散步，保持心情愉快；夏天应晚睡早起，多动少怒，秋天宜早睡早起，神志安静，注意天气变化；冬天应早睡晚起，神志静谧，避寒就温，减少运动。

◎**外出旅游时要做好充分准备**。三期高血压患者原则上不能外出旅游。一、二期高血压患者的旅游路程不宜过远，行程不宜过长，日程安排不宜过紧，夏天及冬天不宜安排旅游。外出旅游要带好降压药品，不宜过于劳累。最好能带上血压计，随时检测血压。

◎**日常行为举止务必沉着稳重，以防跌倒等意外发生**。变更体位（如弯腰、起立、起床）及上下楼梯、上下汽车时应注意安全，防止跌倒。出门上街要注意安全，少到人多拥挤、车多嘈杂的地方去。需要注意的是，血压较高或行动不便的老年高血压患者外出时应使用拐杖或有家人陪同。

◎**使用电风扇、空调有讲究**。夏天使用电风扇时，高血压患者不宜对着身体直吹，使用电扇时间不宜过长，风力也不宜过大。使用空调时，室内外温差不宜过大。

◎**收看电视时间不宜过长**。并发心脏病的高血压患者不宜看惊险节目及竞争激烈的体育比赛转播。

◎**合理安排工作和休息时间**。高血压患者应加强工作的计划性，做到忙而不乱。时间安排要得当，留有余地，做到从容不迫，切勿因赶时间而匆匆忙忙。

◎**注意科学用脑、劳逸结合、张弛有序**。如果在紧张的工作中感到头晕、眼花、注意力不集中时，可稍微休息一会儿，到室外散散步，或做做操，活动肢体，以分散注意力，让大脑得到休息。各种不同性质的工作交替进行，也有助于大脑疲劳的消除。

此外，高血压患者要注意加强自我修养，随时调整自己的精神状态，保持心情舒畅，并根据不同的生活情趣和业余爱好安排生活。例如，可以听相声、听音乐、看戏、下棋、散步、观花、赋诗、作画、栽花、养鸟、钓鱼等，以陶冶情操，动静相宜，这样才能维持身心健康，稳定病情，促进康复。

休闲疗法

日光浴疗法

日光浴疗法简单易行,即使在自家的阳台上也可以进行,如果条件允许,还可以到空气清新、靠近江边的野外草地或海边沙滩上进行。

日光浴最好在早晨10点之前日光温和时进行,行浴时应慢慢增大裸露的皮肤面积,循序渐进。一般而言,日光浴一年四季均可进行,每次沐浴的时间以30~60分钟为宜。

研究表明,日光浴的降压作用主要依赖于日光中的红外线、可见光、紫外线等。这是因为红外线和可见光的温热作用能够使皮下组织的温度升高,并可扩张血管、促进血液循环,改善中枢神经系统的功能,对于早期高血压患者有较好的辅助治疗作用;紫外线具有一定的扩张血管的作用,对于缓解高血压也有不错的疗效。

不过,在进行日光浴时应适时地改变体位,以便皮肤均匀地接受日光照射;饭前和饭后不宜接受日光浴;冬季进行日光浴应注意保暖。另外,进行日光浴时应戴上墨镜,以免强烈的光照刺伤眼睛。

矿泉浴疗法

高血压患者在获得医生的允许后,最宜选用氡泉、碳酸泉、硫化氢泉等进行矿泉浴。沐浴时可采取全身浸浴法或全身淋浴法,水温以37℃左右为佳。全身浸浴法每次在水中静卧10~15分钟,全身淋浴法每次10分钟左右即可,10~15次为1个疗程。

矿泉浴能够有效地改善大脑皮质和心血管功能,使毛细血管扩张,而矿泉水中的微量

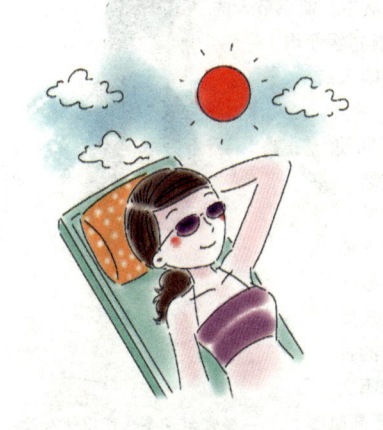

→高血压患者可适当进行日光浴。

元素透过皮肤作用于人体,从而起到降压作用。此外,矿泉浴还可舒缓情绪,消除疲劳,对于稳定血压大有益处。

临床实践证明,95%以上的一期高血压患者和70%的二期高血压患者,通过矿泉浴疗法均可使血压下降并保持稳定。

需要注意的是,少数患者在浴后会出现头晕、胸闷、食欲不振等不良反应,一般可自行消退。合并心脏病的高血压患者进行矿泉浴时须小心谨慎。另外,高血压患者在出浴时不要过猛,应缓慢坐起,浴后还应注意保暖,以防感冒。

□ 花香疗法

春兰秋菊、夏荷冬梅,大自然以千娇百态的繁花异彩打扮着这生机勃勃的大千世界,使人在尽情享受中感受到生活的美好。高血压患者在烦闷时,可以多到公园散步,多看看大自然的景色,条件许可时也可在自己的小庭院栽培花卉以供观赏。

许多研究表明,花香有益于健康,可调节精神状态。如丁香花、玫瑰花、栀子花、桂花的香味有镇痛安神、减轻病痛的作用。一些美丽鲜艳的花朵,能唤起人们的美好记忆和联想,增强生活的信心。经常处在优美、芬芳的花木丛中,能调节人的神经中枢,使人心情舒畅、呼吸脉搏慢而均匀。另外,不同的花香还可以影响人们的情绪。

一般来讲,水仙、荷花的香味使人感到温馨缠绵,可改变急躁易怒的不良情绪;紫罗兰、玫瑰花的香味给人爽朗愉快的感觉,可改变抑郁焦虑的不良情绪;橘子、柠檬的香味使人兴奋、积极向上,可改变悲观厌世的不良情绪;茉莉花、丁香花的香味使人沉静,可改善激动不安的不良情绪。经常进行花香疗法,有助于高血压患者的血压调节和控制。

→经常闻花香味可以使人改善激动不安的不良情绪。

第三节 高血脂的其他辅助疗法

饮食妙方

□科学摄入营养

高血脂的治疗以减少多余的胆固醇和甘油三酯为目的。而要减少胆固醇，就必须摄入含有丰富不饱和脂肪酸和膳食纤维的食品。要想减少甘油三酯，就必须减少摄入脂肪、糖类含量较多的食物。

高血脂患者应将自己一天的脂肪摄入量控制在总热量的20%～25%，且保证其中一半以上应来自大豆等植物性脂肪。此外，胆固醇一天的摄入量为300毫克以下。家族性高血脂患者，最好控制在100毫克以下。专家指出，摄入脂肪时，应确保各种脂肪酸都应该有所摄入，但最好有一半以上是富含不饱和脂肪酸的植物性脂肪。

糖类是热量的来源，同时也是生成甘油三酯的主要物质。甘油三酯高的时候，必须控制含糖分较多的食物的摄入量，如饼干、蛋糕、饮料等。水果含有较多的果糖，若食用过多的水果，也易使糖类摄取过剩，造成甘油三酯值上升，因此必须少食。此外，饮酒过量也会使甘油三酯增加，使负责解毒的肝脏负担加重，因此，要避免豪饮。

蛋白质是生成肌肉和内脏的重要营养素，可分为动物性蛋白质和植物性蛋白质。一般情况下，每1千克体重每天大约需要1～1.5克蛋白质才能满足人体的正常需要。由于肉类、牛奶等动物性蛋白质会使胆固醇增加，而大豆等植物性蛋白质会使胆固醇减少，因此动物性蛋白质和植物性蛋白质的摄入比例最好是1∶1。

□及时补充水分

对高血脂患者来说，每日摄入适量的水是减轻体重、促进体内脂肪代谢的关键。其原因是，如果体内摄入的水不够多，肾的功能就不能充分发挥；同时，人体处理有毒物质时需要肝脏发挥其功能，而补水不足，肝脏对脂肪的代谢功能就会受到影响。当摄入足够的水时，肾脏和肝脏才能充分地各司其职，体内脂肪才会被充分代谢。一般来说，成年人每日饮水量应为2000毫升，老年人需饮水1500毫升，平均每3小时饮水300~400毫升。

尤其要注意的是，夜间更宜补水。高血脂患者大都有不同程度的动脉粥样硬化等心血管疾病，夜间缺水会使血液黏稠度升高，血小板凝聚力提高，使原来就有粥样硬化的血管更易产生栓塞。当栓子脱落阻塞在脑动脉时，便会发生缺血性脑卒中。因此，高血脂患者在夜间喝一杯白开水，可有效预防缺血性脑卒中的发生。

许多高血脂患者由于不愿夜间起床小便，所以有意在晚餐时不喝汤或晚餐后不喝水。但是，睡前不饮水可导致血浆浓缩、血液黏稠度升高，从而导致体内血栓形成。所以，对于老年人或患有心脑缺血性疾病的人，睡前饮一杯白开水，有助于预防致死性梗死。

另外，高血脂患者早晨起床后，也应先饮一杯水（200毫升左右），可及时稀释过稠的血液，促进血液流动，有预防脑血栓、心肌梗死等疾病发生的作用。当天气炎热或饮食过量时，更应多喝些水，这既可补充流失的水分，也可将体内的废物及时排出体外，防止体内环境酸性化而损害身体健康。

需要指出的是，饮水要均衡，不要一次饮水过多，以免给消化道和肾脏造成很大负担。饮水的最佳选择是白开水。当然，适当饮用菊花茶、绿茶等，也有利于体液循环，及时清除体内毒物，并有降血脂和健身美容等作用。

→高血脂患者要及时补充水分。

起居注意

□ 高血脂患者睡前五大禁忌

忌枕头过高

因为血脂过高的人，其血液流动速度比正常人慢，在睡眠时更慢，如果再把头颈垫高，那么血液流向头部的速度就会减慢，这就容易发生缺血性脑卒中。

忌睡前大吃大喝

高血脂患者应在睡前大约2小时吃少量的晚餐。如果大量进食，胃肠蠕动就会增强，血液流向胃肠，使流向头部、心脏的血液减少，这样也会发生脑梗死，诱发冠心病，同时还会增加甘油三酯。

忌睡前酗酒

酗酒后，血浆及尿中儿茶酚胺含量会迅速增加，而儿茶酚胺是升高血压的"元凶"，由于高血脂患者易合并动脉粥样硬化和高血压，血压迅速升高，可能导致脑卒中或猝死。

忌睡前大量服用安眠药

这些药物在不同程度上会减少高血脂患者睡眠时的血流量，使血液黏稠度相对增加，导致脑卒中。

忌睡前大量吸烟

烟中的有害物质可使血管痉挛收缩，使血小板聚集形成栓塞，会使高血脂患者并发冠心病和心绞痛，甚至心肌梗死。

□ 适度过性生活

"性生活是一种运动"。有人将一次性生活消耗的热量通常与一次800米跑等同。其实性生活除了消耗热量进而获得降低血脂的效果，还有助于增强人的体力。

但是，不要过度沉迷，正像任何一种超强度的体育运动一样，性生活过多会导致肌肉疲劳等。

所以，适度的性生活是防止高血脂的方法之一。同样，降低血脂也有助于提高高血脂患者的性生活质量。

适当进行盐浴

适当地进行盐浴，可以起到降血脂的作用。高血脂患者可以在每天洗澡前，取一杯份的粗盐加上少许的热水拌成糊状，涂抹在身上到不会脱落的程度，尤其要涂在身体上脂肪比较多的部位，如腹部、大腿等。大约停留10分钟后，再用热水把身上的盐冲洗干净，之后即可洗澡。若是肌肤比较敏感，无法使用一般的粗盐，可以购买一种比较细的"沐浴盐"来使用。

也可以在沐浴后，先把一大匙的粗盐撒在手掌上，直接按摩全身或身体上脂肪较多的部位，如腹部、大腿、手臂四周，但是要轻一点，搓得太重可能会导致皮肤变得更粗糙，等候几分钟，用水冲洗干净。

粗盐降低血脂法虽然经济且较安全，但可能不是一天两天就可以看出成效的，所以要持之以恒，方能见效。

需要注意的是，餐后半小时内不宜盐浴。饭后为了消化食物，大量血液流入消化道血管。如果这时进行盐浴，皮肤血管就很容易扩张，这样一来，本该为消化道效力的血液将大量回流到皮肤。这势必影响食物的消化和吸收。另外，劳累或饥饿的状态下也不宜进行盐浴。劳累时，肌肉张力差，淋浴时站不稳，易摔倒；盆浴时易滑进浴缸，如缸内水多，还会呛水甚至淹溺。头晕脑涨、心烦意乱、大量饮酒后也不宜洗澡。这些情况下，人不够清醒，反应迟钝，摔跌、碰撞、烫伤，甚至淹溺等情况都有可能发生。

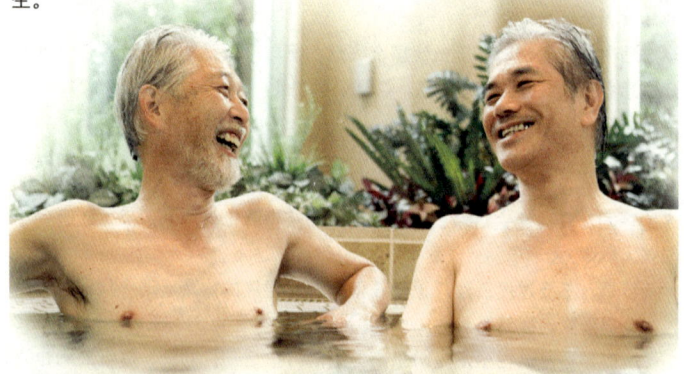

→进行盐浴后要适当延长泡澡时间，以清洗掉身上的盐分。

休闲疗法

小动作降脂疗法

1.闲暇时，经常做做张闭嘴运动，即最大限度地将嘴巴张开，同时深吸一口气，闭口时将气呼出。如此一张一闭，连续做30次。通过面部的神经反射刺激大脑，改善脑部的血液循环，起到降脂、增强脑血管弹性的作用。

2.平坐，放松颈部肌肉，不停地上下点头3分钟，然后再左右旋转脖颈3分钟，每天2～3次。此法可增强头部血管的抗压力，以及颈部肌肉、韧带、血管和颈椎关节的耐力，减少沉积于颈动脉的胆固醇。

3.每天早、中、晚用手拍打双耳100次，拍打时掌距10～15厘米，力量适中，不可过猛。耳朵上分布有79个穴位，经常拍打双耳可刺激穴位，按摩经络，促使气血运行，增强机体免疫力，并能促进血液循环，减少胆固醇沉积，防止动脉粥样硬化。

4.高血脂患者在长时间坐立时，不妨做做耸肩运动。首先，将双肩向上耸起，然后再缓慢放松，如此一耸一放，反复进行，时间以不超过5分钟为宜，可早晚各做一次。耸肩运动之所以能够有效降低血脂，是因为其给颈动脉血液流入大脑提供了驱动力，迫使长期滞流或流动缓慢的血液迅速流向大脑，从而有效缓解脑供血不足和脑梗死等症状。

局部熏洗疗法

熏洗疗法是将药物煎汤，并趁热敷在皮肤或患处进行熏蒸、淋洗的方法。该方法不但能缓解身体疲劳、治疗皮肤表面的患处，更是降低血脂的有效治疗方法之一。这是因为，此疗法借助药力和热力，通过皮肤、黏膜作用于机体，促使肌体腠理疏通、脉络调和、气血流畅，从而达到预防和治疗高血脂的目的。

手熏洗法

1.根据病症先选定用药处方，准备好脸盆、毛巾、布单。

2.将煎好的药物趁热倒入脸盆，患者先把手臂放于盆口上，上面覆盖布单，以免热气外泄。待药液不烫手时，把患手浸于药液中洗浴。

3.熏洗完毕，用干毛巾轻轻擦干，避风。

眼熏洗法

1.按照病症先定好用药处方，准备好脸盆或热水瓶、消毒药棉或消毒纱布、布单、毛巾。

2.将煎好的药汤趁热倒入脸盆，患者取端坐姿势，向前微微弯腰，面向药汤，两眼紧闭，然后用布单将脸盆口盖严，勿使热气外泄；或将煎好的药汤趁热注入保温瓶内，患者将患眼对准瓶口先熏，待药液降温至不烫手时，用消毒棉签或消毒纱布蘸药液频频热洗患眼。

3.也可用洗眼杯盛温热药汤，然后患者先低头，使洗眼杯口紧扣在患眼上，接着持洗眼杯随同抬头，不断开合眼睑，转动眼球，使眼部与药汤接触。如患眼分泌物过多，应用新鲜药液多洗几次。

4.熏洗完毕，用干毛巾轻轻擦干眼部，闭目休息5～10分钟。

足熏洗法

1.按照病症先定用药处方，准备好水桶或铁桶、小木凳、布单、毛巾。

2.将煎好的药汤趁热倒入木桶或铁桶中，桶内置1只小木凳，略高出药汤面。患者坐在椅子上，将患足搁在桶内小木凳上，用布单将桶口及腿盖严，进行熏疗。待药汤不烫足时，取出小木凳，把患足没于药汤中泡洗。根据病情需要，药汤可浸至踝关节或膝关节部位。

3.熏洗完毕，用干毛巾擦干患处皮肤，注意避风。

坐浴熏洗法

1.按照病症定好用药处方，准备好脸盆、横木架或坐浴椅、毛巾。

2.将煎好的药汤趁热倒入盆内，在盆上放置横木架，患者暴露臀部坐在横木架上进行熏疗；或用坐浴椅，把盆放在椅子下熏疗；待药汤不烫手时，把臀部浸入盆中泡洗。

3.熏洗完毕，用干毛巾擦干，更换干净的内裤。一般每天熏洗1～3次，每次20～30分钟，具体视疾病而定，以病愈为准。

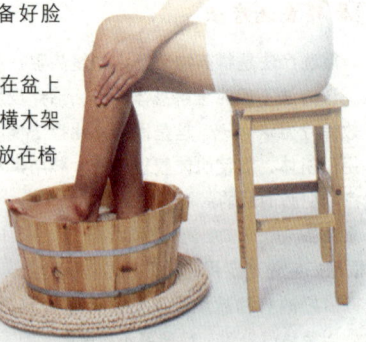

→足熏洗法可以起到降脂的效果。